행복한 3일,
**평생 건강
다이어트**

행복한 3일,
평생 건강
다이어트

조혜숙 지음

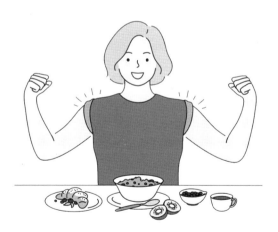

공감

인생에서 누구를 만나느냐에 따라 삶은 180도 달라진다.

10대에 10년 동안 만난 사람

20대에 10년 동안 만난 사람

30대에 10년 동안 만난 사람

50대에 10년 동안 만나고 있는 사람과 60대를 준비하고 있다.

20대에 만난 한 사람 덕분에 나의 새로운 삶은 시작되었다.

대학 캠퍼스에서 만난 그 선배는 적극적이고 활기가 넘치고 믿음직스러워 보였다. 그래서 제일 친한 친구 생일 때, 생일 선물로 그 선배를 소개팅시켜 주었다. 세상일 아무도 모른다더니 현재 그 선배는 내 삶 전체에 영향을 주는 사람으로 평생의 동반자가 되어 나와 함께 살고 있다.

30대에 내 삶의 방향을 바꿔 주는 또 한 사람을 만났다. 자연 건강법에 대한 영향과 삶의 지혜를 주신 최송철 원장님이시다.

워낙 빵과 밀가루 음식과 국물 음식을 좋아했다. 소화가 잘 되지 않아 속이 늘 더부룩했다. 피부는 하얀 편이였지만 심하게 건조했고, 기미, 주근깨가 광대뼈 쪽으로 검게 덮여 있었으며, 비염과 변비로 불편했다. 어느 날 눈가에서부터 시작된 알레르기 아토피가 목과 배로 이어지더니 두 종아리에 진물이 줄줄 흘러내리고 그 가려움과 스트레스가 말도 못할 지경이었다.

자연의 이치에 답안지를 두고 있는 건강 멘토인 최송철 원장님을 통해 자연스러운 건강법과 부자연스러운 건강법을 배우고 깨달으며, 알려 주신 방법을 하나하나 실천했다. 약을 바른 것도 아니고, 약을 먹은 것도 아니고 딱 3일 동안 다이어트를 했을 뿐인데, 3일 차 저녁부터 신기하게도 아토피 자리가 꼬들꼬들해지면서 4일 차 점심쯤에는 거짓말처럼 없어지는 경험을 했다. 2000년 당시에는 대부분 다이어트가 9주, 5주, 15일이었다.

단 3일 만에! '어? 이거 뭐지?' 그동안 이런저런 방법을 시도해도 낫지 않던 아토피가 딱 3일 동안의 해독 다이어트로 간단하게 사라지다니! 3일 단식에 더욱 관심을 갖게 되었다. 더 적극적으로 다양한 건강 책들 속에서도 배우고 몸소 실천했다. 건강이 더 좋아지면서 주변에 올바른 건강법을 알려 나갔고, 자연스럽고 쉬운 방법에 많은 분의 기적 같은 체험 사례들이 쌓여 가고 있다.

물은 갈증 날 때 마셔야 할까, 갈증 나기 전에 마셔 둬야 할까?
식사는 규칙적으로 해야 할까, 배고플 때 해야 할까?
일부러 싱겁게 먹어야 할까, 입맛대로 먹어야 할까?
비만의 원인은 운동 부족이고 과잉 칼로리 때문일까?
몸이 차고 영양소 부족일까?

답은 자연에 있었다.

장에서 음식이 발효되고 부패되는 조건은 온도이다. 장을 차게 하는 음식은 온도를 떨어뜨리니 소화가 잘 되지 않아 장 독소를 일으킨다. 장을 차게 하는 음식으로는 당연히 찬 음식들이 있고, 밥, 빵, 떡, 밀가루, 껍질 깎은 과일, 설탕, 조청 등 단순당 음식도 장을 차게 한다. 과식과 폭식도 장을 차게 하는 데에 일조를 한다.

나는 2년 전부터 밥, 빵, 떡, 밀가루, 과일, 꿀, 설탕, 조청 등 단순당 탄수화물식을 일체 끊었다. 밀가루를 100일만 끊어도 10가지 병이 낫는다고 해서 더불어 실천해 본 것이다. 23년 전부터 조식을 폐지하고 1일 2식을 꾸준히 실천하고 있었고, 3일 단식을 주기적으로 함으로써 몸속 청소를 하고 있던 터였다. 아토피가 좋아진 후 특별히 아픈 곳은 없었지만 더 건강한 생활을 위해 평생 약에 의존하지 않고 약을 안전하게 끊을 수 있는 식사법을 듣고 따라해 본 것이다.

2년 6개월 동안 나는 저칼로리, 저단순당, 고미네랄, 고허브식을 하고 있다. 전체 칼로리는 줄이고, 단순당 탄수화물은 끊고, 자연이 준 미네랄인 소금으로 입맛대로 간해서 먹는다. 부족하기 쉬운 칼슘은 보충하며 허브식인 양파, 쪽파, 대파, 마늘, 강황, 생강, 겨자, 후추, 계피, 뿌리류, 나물류는 충분히 먹는 식사법이다. 그동안 나잇살로 슬금슬금 붙던 숨겨 둔 군살까지 좌악 빠지면서 악건성 피부와 팔뚝에 오돌토돌 닭살도 사라지고 매끈한 피부로 되어 피부 좋다는 소리를 들으며 더 활기찬 생활을 하고 있다.

건강을 잃으면 다 잃는다는 말을 잘 알고는 있지만 자꾸만 망각하게 된다. 가장 후회되는 일 중 하나는 돈을 벌고자 건강을 잃고, 다시 그 건강을 찾으려고 돈을 쓰는 일이지 않을까?

뭐래도 인생 '영'순위는 건강이다.

건강 정보가 차고 넘치는 지금, 인위적이지 않아 쉽고, 자연의 이치에 맞게 평생 지킬 수 있다. 더불어 나와 가족과 이웃을 살리는 일이다. 23년 차 건강을 전하는 일을 하는 엄마가 사랑하는 두 아이에게 전하고 싶은 마음에 이 책을 쓰게 되었다. 또한 미약하게나마 나의 경험이 더 많은 분에게 도움이 되길 바란다.

2023년 11월에
유익함을 나누는 홍익대장 조혜숙

4장.

건강해지면 살은 저절로 빠진다

5장.

아파야 낫는다

6장.

자세를 보면 건강이 보인다

7장.

숨 쉬는 것에도 법칙이 있다

8장.

규칙적인 생활 습관이 건강을 지키는 기본이다

9장.

마음이 건강해야 몸이 건강하다

10장.

나를 살리고, 가족을 살리고,
이웃을 살리는 사람들의 기적 같은 이야기

1장.

건강의 시작과 끝은 '소화'

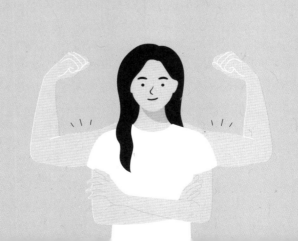

건강은 입에서 항문에까지 이르는 과정의 '소화'에 달렸다

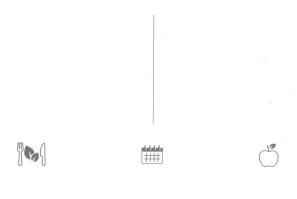

입에서 항문까지 통과하는 관은 몸 안에 있을까, 몸 밖에 있을까? 수박씨를 실로 묶어 입안을 통과해 그대로 빼내면 항문으로 수박씨가 빠져나온다. 이 사실을 바탕으로 생각할 때 몸 밖이다.

입이 건강의 시작점이라면 항문은 건강의 끝점이다. 건강은 입에서 항문에까지 이르는 과정의 '소화'에 달렸다.

잘 소화된 음식은 영양소가 되어 우리 몸의 구성물을 좋게 만들어 준다. 그러나 아무리 몸에 좋다는 음식을 먹어도 제대로 소화를 못 시킨다면 덜 탄 장작의 숯덩이처럼 몸속에 노폐물로 남게 된다.

건강에 좋은 음식이란 장에 좋은 음식이다. 장에 좋은 음식이란 미네랄이 풍부하고 소화가 잘 되는 음식이다.

모든 생명의 기본 조건은 온도, 습도, 영양이다. 이것을 위한 가장 기본은 바로 '소화'다.

소화를 도외시한 어떤 건강법도 바른 건강법이 아니다. 우리가 음식을 섭취하는 이유는 에너지를 얻기 위함이다. 음식이 소화액과 만나 어떻게 잘 버무려지느냐에 따라 장에서 발효가 된다. 발효가 될 때 영양소가 되어 몸에게 이익을 주고, 부패가 되면 독소가 되어 몸에게 해를 끼치게 된다.

나는 어릴 때부터 잘 체했다. 그럴 때마다 등을 두드리다가 그걸로 해결이 안 되면 열 손끝을 바늘로 찔러 피를 내곤 했다. 조금만 신경을 쓰면 더 잘 체했다.

소화가 잘 되지 않으니 변비도 늘 달고 살았다. 대변을 보면 변기가 자주 벌겋게 피로 물들곤 했다. 치질이었던 것이다. 소화가 덜 된 찌꺼기들은 피부를 거칠게 했고 광대뼈를 기미로 덮었다.

자연스러운 건강법을 접하고 제일 먼저 바꾼 것이 소화가 잘 되게 하는 식습관이었다.

　성공한 사람들이 아주 특별한 이벤트로 성공한 것이 아니고 사소한 습관의 누적으로 성공한 것처럼 건강도 마찬가지다. 아주 특별한 행동으로 건강해지는 게 아니라 올바른 아주 사소한 작은 습관이 내 건강을 만든다.

소화를 돕는 아주 사소한 습관

1. 음식과 물을 따로 먹는다

워낙 국물 음식을 좋아한 터라 처음에는 이 습관을 들이기가 참 어려웠다. 특히 매운 음식을 먹고 나서 물을 벌컥벌컥 마시곤 했는데, 물 먹는 습관을 신경 쓰고 나서부터는 입안이 매우면 입안에 물을 머금고 있다가 뱉어 버렸다.

식사 전에 냉수부터 쭈욱 들이키던 습관을 바꿨다. 식사 30분 전부터 식사 후 2시간 이내에는 가능하면 국물이나 물을 섭취하지 않았다. 식사하는 게 아궁이에 장작불을 지피는 거라고 했을 때, 불 지피기 30분 전에 해야 할 일은 아궁이에 물을 넣어 젖지 않게 하는 것이다. 불 지핀 후 2시간 동안에는 아궁이에 물 뿌리지 않고 남은 열로 다 태울 수 있게 해야 한다.

식사 후 20분간은 갈증이 나도 참았다. 그러면 신기하게도 갈증이 자연스레 잡히기도 했는데 그래도 갈증이 나면 진짜 갈증이니 물을 조금만 마셨다. 식사 후 2시간이 지나 갈증이 나면 그때는 물을 충분히 마셨다.

2주간 음식과 물, 국물을 분리해서 먹었더니 자주 체하던 게 없어졌다. 더부룩함도 없고 속이 너무 편안해서 좋았다. 그런 경험 후 꾸준히 물 먹는 습관을 지켰더니 이제는 체하는 일로 손가락 끝을 바늘로 찔러 피 내는 일이 없어졌다.

위장에서는 전혀 물을 흡수하지 못한다. 물과 음식이 같이 들어가면 위장에서는 물부터 소장으로 내려보낸다. 소화액을 물로 희석시키지 말아야 한다. 소화가 안 된다고 물이나 국물에 밥 말아 먹는 것은 오히려 소화에 방해되어 장에서 썩는다. 장에서 썩는 것은 다 독이 된다.

소화를 돕는 가장 기본적인 식습관은 음식과 물을 함께 먹어 소화액이 희석되지 않도록 하는 것이다.

2. 죽이나 액상으로 음식을 갈아 먹지 않는다

단백질의 소화는 위산을 많이 필요로 한다. 위산으로 범벅이어야 소화된다. 단백질은 잘 씹어 먹어야 한다.

쉐이커로 물에 타서 먹으면 위액이 희석되어 소화되지 않고 장에서 썩는다. 죽이나 액상으로 먹을 경우 소금 간이나 간장 간을 간간하게 듬뿍해서 먹어야 소화가 잘 되어 장에서 썩지 않는다. 특히 위가 나쁘고 소화력이 떨어질수록 죽이나 액상 형태로 먹지 말고 입에서 죽이 되도록 해서 씹어 먹어야 한다.

야채나 과일을 갈아서 즙 형태로 오랫동안 드신 분들의 장은 대부분 좋지 않았고, 심지어 소장을 절제하는 경우도 보았다. 치아가 없으면 틀니라도 해서 씹어 먹는 게 중요하다.

3. 꼭꼭 잘 씹어 먹는다

허겁지겁 먹지 않고 꼭꼭 씹어 먹어야 소화에 도움이 된다는 걸 알면서도 신경 쓰지 않으면 어느새 오물오물 꿀꺽 넘어가 버리고 없다.

일본 에도시대에 당시로는 드물게 75세에도 건강을 유지했다는 도쿠가와 이에야스가 남긴 '건강 10훈'이 있다. 그 첫 번째 건강 비결이 '한 입에 48번 씹기'라는 걸 알게 된 후, 잘 체하던 탓에 입에서 죽이 되도록 꼭꼭 씹어 먹는 습관을 들여 보기로 했다. 50번 정도 씹는다 생각하고 처음에는 숫자를 세면서 씹어 먹었다. 음식에 따라 다르기는 했지만 50번 정도 씹으니 침으로 충분히 범벅이 되어 입에서 죽이 되는 듯했다. 그랬더니 변의 형태와 냄새가 놀랍도록 달라졌다.

제대로 씹지도 않고 꿀꺽 삼켜 버리면 위장과 췌장은 소화시키기 위해 기진맥진하게 되고, 덜 소화된 채로 장으로 가면 장에서 다 썩어 버린다. 소화력이 떨어지면 떨어질수록 잘 씹어 먹어야 한다. 대충 씹어 빨리 먹는 사람일수록 위장과 췌장에 무리가 가고 심장에 부담을 주어 건강에 안 좋다. 대충 씹어 꿀꺽 삼켜 버리면 건강도 꿀꺽 삼켜져 버린다. 꼭! 꼭! 꼭! 잘 씹자!

오래전에 지인이 한여름에 먹다 남은 김밥을 사무실 책상 서랍에 넣어 두고 퇴근했다. 다음 날 사무실에 들러 깜박 잊은 김밥을 꺼내기 위해 서랍을 열었더니 초파리들이 엄청 들끓었단다. 며칠 전에 씹기와 침의 놀라운 힘에 대해 강의를 들은 후여서 그랬는지 순간 꼭꼭 씹어 먹으면 어떤 일이 생길까 궁금증이 생겨, 초파리 범벅인 김밥을 한 개씩 입에 넣고 죽이 되도록 꼭꼭 씹어 먹었단다. 그렇게 씹고 또 씹고…. 한 줄 김밥을 다 먹고 혹시나 해서 배를 따뜻하게 하고 경과를 지켜보았단다. 식중독, 배탈은커녕 다음 날 황금 변을 보았다 한다. 꼭꼭 씹기의 위력을 경험한 것이다.

'무엇을 먹느냐'보다 '어떻게 먹느냐'가 중요하다는 것을 보여주는 경험담이다.

연예인 신애라 씨에게 소아청소년클리닉 오은영 박사가 식사 중 살이 안 찌는 방법이 뭐냐고 물어보았다. 이에 신애라 씨가 답했다. "언니, 난 뭐든지 다 먹는데요. 한 번에 양을 적게 넣고, 입에서 음식이 물이 되도록 씹어요. 그리고 2시간 후에 물을 마셔요. 그게 비결이에요."

입에서 죽이 되도록, 물이 되도록 음식을 씹는 행위는 소화를 도와주는 사소하지만 중요한 습관이다.

꼭꼭 씹으면 씹을수록 침이 많이 분비가 되는데, 나이가 들수록 입안이 말라 소화력이 떨어지는 경우를 본다. 평소 침은 1분당 0.25~0.35ml가량 분비가 되는데, 음식을 오래 씹으면 1분당 4ml로 평소보다 10배 이상이 분비된다.

꼭꼭 씹으면 이로운 점이 있다.

첫째, 침이 충분이 나와 소화가 잘 된다. 소화가 잘 된다는 것은 건강에 도움 되는 일이니 침을 뱉는 일은 건강을 뱉는 일이다. 그러니 함부로 침 뱉지 말자.

둘째, 턱뼈를 움직임으로써 뇌를 자극하여 뇌 기능을 활성화한다. 뭔가 집중할 때, 특히 야구 선수들이 긴장감을 풀고 집중을 요할 때 껌을 씹는 모습을 볼 수 있다. 졸음을 쫓을 때 껌이나 뭔가를 씹으면 정신이 좀 든다.

셋째, 뇌를 자극하니 치매 예방에도 도움이 된다.

넷째, 오래 씹으면 중추에서 배부름을 느끼게 되니 다이어트에 도움이 된다.

다섯째, 웃음만큼은 아니지만 얼굴 근육을 움직여 주니 경직된 얼굴 표정을 풀어 줄 수 있다.

야채도 우물우물 대충 씹어 넘기면 다음 날 소화가 잘 되지 않아 지독한 냄새가 난다. 음식의 종류에 따라 조금씩 차이는 나겠지만 가능하면 30번 이상 씹기 습관으로 내 몸의 소화를 돕자.

4. 일부러 싱겁게 먹지 않고, 입맛대로 맵고 짭조름하게 먹는다

이렇게 말하면 의아해 하시는 분이 참 많았다. 현대 상식과 반대라면서. 그러던 분들에게 원리를 설명해 드렸고 이해를 시킨 후에 따라 하게끔 했다. 그분들은 하나같이 이것이 자연스럽다고 목소리를 내주셨다.

소금을 입에 넣으면 침이 바로 나온다. 싱겁게 먹으면 침이 잘 나오지 않으니 소화가 잘 안 된다. 소금은 소화액의 원료로 쓰이며 또 그 자체가 소화제이다. 소금은 모든 소화액의 분비를 연쇄적으로 촉진시킨다.

어릴 때 소화가 잘 안 된다고 하면 어른들은 소금 먹으라고 했다. 응급 상태로 병원에 가면 대부분 병명 상관없이 제일 먼저 무조건 꽂는 것이 링거액, 바로 염도 0.9%의 소금물이다.

건강식은 일부러 싱겁게 먹는 저염식이 아니다. 내 입맛에 맞는 간을 해서 소화를 도와주는 것이 건강식이다.

요즘 식당에 가면 건강식이라고 나오는 음식들이 내 입맛에는 너무 싱거워서 소금을 작은 통에 꼭 들고 다닌다. 가끔은 새우젓도 챙겨 다닌다. 확실히 간을 알맞게 해야 음식 맛도 좋고 소화도 잘 된다.

새우젓, 토하젓, 명란젓, 갈치속젓, 멸치젓, 석화젓, 집간장, 집된장, 천일염… 모두 소화를 도와주는 양념이다.

매운 음식은 열을 내어 소화를 돕는다. 매운 음식이라 하면 고추뿐만 아니라 양파, 대파, 쪽파, 강황, 마늘, 생강, 겨자, 후추 등 우리가 흔히 사용하는 향신료를 말한다. 이것들은 탁월한 항암 식품으로 이미 알려져 있다.

5. 아침 식사는 하지 않는다. 1일 2식 한다

소식장수라는 말은 익히 들어 온, 우리가 다 아는 건강법이다. 진짜 안다는 것은 실천하는 것이다. 자신의 두 손 바닥을 맞대 보라! 손보자기 크기가 자신의 위장 크기라고 한다. 식사를 하게 되면 위장 크기가 축구공만 하게 커진다. 위장의 2/3만 채우라 고 하는데 우리는 너무 많이 먹는다.

밥보치고 건강한 사람이 없었다.

"나는 고기 음식과 다른 음식은 잘 먹지 않아요, 단지 밥을 너 무 좋아해서 밥만 많이 먹을 뿐이에요."

이런 분들이 대부분 중성지방이 높고 복부 비만에 건강이 썩 좋지 않았다.

식사 때 채소 반찬을 먼저 골고루 먹고 그다음 밥을 반찬처럼 먹어 보라. 한 끼도 이렇게 먹으면 밥량을 줄여 소식할 수 있다.

건강하려면 '하루 세 끼를 꼬박 챙겨 먹어야 한다? 아침은 꼭

챙겨 먹어야 한다?' 이 생각에서 벗어나 성장기를 제외하고 하루 세 끼는 너무 많으니 하루 2끼식으로 해 보라 했다. 한 끼를 줄이려면 아침, 점심, 저녁 중 어떤 걸 줄여야 할까? 다이어트 하려면 '아침은 황제처럼 저녁은 거지처럼'이라고 말하며 저녁식사를 굶는 게 상식처럼 여기고 있을 때, 아침은 굶고, 점심, 저녁 2끼 식사를 하는 1일 2식을 실천해 보았다.

우리 인체의 장부들은 24시간을 8시간 단위로 3등분되어 활동하는 리듬을 갖고 있다. 새벽 4시부터 낮 12시까지는 밤사이 복구, 해독의 찌꺼기를 비우는 배출 시간이다. 그래서 아침에 일어나면 눈곱이 끼고, 얼굴에서는 개기름이 나오고, 백태가 끼고, 대변과 소변이 나오고 한다.

반면 낮 12시부터 저녁 8시까지는 심장이 활발하게 움직여서 음식을 떡방아 찧듯이 힘차게 소화하는 시간이다. 낮 시간에 먹는 음식은 웬만해서는 잘 체하지 않는다.

저녁 8시부터 새벽 4시까지는 피를 만들고 해독, 재생, 복구하는 재창조 시간이다

새벽 4시~낮 12시 : 배출 시간

낮 12시~저녁 8시 : 소화 시간

저녁 8시~새벽 4시 : 재창조 시간

이런 인체 시스템의 이유로 아침은 노폐물 배출 시간이니 배출하는 데 에너지를 쓸 수 있도록 음식을 넣지 말고 비워 보았다. 속이 너무 편하고 몸이 가벼워져서 꾸준히 실천했다. 그러다 보니 위도 줄었는지 점심식사도 과식이 되지 않았고, 꾸준히 실천하니 체중도 조절하고 유지할 수 있었다.

아침 식사를 하지 않은 지 23년째다. 아침 식사를 하지 않으니 가벼운 몸으로 하루를 시작할 수 있어 좋고, 식사 준비를 하지 않으니 무엇보다 편하다. 또한 아침 시간이 넉넉해져 여유가 있어 좋다.

6. 과식보다 더 나쁜 폭식은 하지 않는다

과식은 말 그대로 과하게 먹는 것이다. 과하게 먹으면 과부하가 걸리게 되어 소화가 잘 되지 않고 불쾌감만 늘어나고 곧바로 후회하게 된다. 과식으로 부풀어진 배의 압박으로 인해 숨도 제대로 쉬기 어렵고 급기야 어깨까지 아프게 되기도 한다.

소화하느라 피가 위장으로 몰리니 뇌 쪽으로는 피가 가지 않아 식후 식곤증도 심하게 오고, 두뇌 회전이 어렵고, 만사가 귀찮아지게 되니 판단력도 떨어지게 된다. '과유불급'이란 말처럼 과하면 모자람만 못하다.

그런데 이 과식보다 더 나쁜 게 폭식이다. 폭식이란 급하게 빨리 먹는 것이다.

폭식해서 나쁜 이유는 아무리 좋은 음식도 급하게 빨리 먹으면 소화가 덜 되어 독이 된다. 피가 엿처럼 끈적끈적해지고 독소가 발생되어 장벽을 약화시킨다. 장에 미세하게 구멍 나는 장 누수 증상이 일어나는 것이다.

폭식에 가장 많은 피해를 보는 장기는 췌장이다. 췌장이 혹사를 당한다. 그래서 폭식하는 사람에게 췌장염이 많이 발생한다. 폭식으로 덜 소화된 찌꺼기들이 여드름, 다래끼, 당뇨, 고지혈, 비만을 일으키고 또 만성이 되면 췌장암까지 이어진다.

급하고 빨리 먹는 습관은 반드시 고쳐야 할 식습관이다.

사고가 아닌 이상 좋은 것 못 먹어서 아픈 경우보다 나쁜 음식이 소화를 방해하는 잘못된 식사 방법으로 인해 아픈 경우가 더 많다. 잘 소화된 음식은 잘 탄 장작과 같이 완전 연소되어 숯이 아닌 재로 남는다.

소화를 돕는 가장 자연스러운 식사법은 채식은 충분히 먹고, 육식은 자제하고, 식사 전후 그리고 식사 시에 가능하면 물 없이, 간은 입맛에 맞게 짭조름하고 맵게 꼭꼭 씹어 먹는 것이다.

반면 소화를 방해하는 부자연스러운 최악의 식사법은 채소는 적게 먹고, 육식과 물을 많이 섭취하는 것이다. 더불어 간은 싱겁고 맵지 않게 대충 씹어 먹는 것이다.

우리가 육식인 줄 모르고 먹는 것이 있으니 바로 우유다. 우유는 칼슘 보급 식품이 아니다. 이미 선진국에서는 우유를 두고 칼슘 보급 식품이라고 광고하지 못하게 되어 있다. 우유는 소화가 제대로 되지 않는다.

건강의 시작과 끝은 '소화'다. 소화가 잘 되어 영양소 흡수가 잘되고 찌꺼기가 생기지 않으면 다이어트는 저절로 된다. 요요 없는 건강한 다이어트는 소화에 있다. 건강의 '영' 순위는 소화다.

2장

속체온을
잃어 가는 것은
생명을
잃어 가는 것과 같다

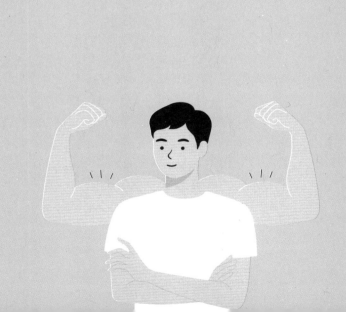

따뜻하면 살고 차가우면 죽는다

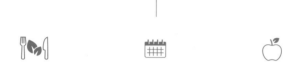

'얌전한 고양이 부뚜막에 먼저 올라간다'는 우리 속담이 있다. 강아지들도 아프면 대청마루 밑으로 쑥 들어가 배를 머리와 발로 감싸고 누워 있다. 병원이 없는 야생동물들도 본능적으로 따뜻해야 산다는 걸 아는 것이다.

생명의 기본 조건 중 하나가 속체온이고, 속체온이 곧 면역력이다. 건강한 사람은 속체온이 따뜻하고 속체온이 따뜻한 사람은 건강하다.

지구라는 거대한 생명체도 자연 치유 프로그램을 갖고 있다. 자연재해는 지구의 몸살감기라 한다. 태풍이 한바탕 지구를 뒤집어 놓기도 한다. 항상성을 유지하기 위한 것이다. 빙하가 녹고 있다. 이는 지구가 체온 조절을 하고 있는 것이다.

　사람의 위장 온도는 태어날 때는 37도 이상이지만 죽을 때, 심장이 멎을 때는 27도다. 굶어 죽을 때도 27도, 얼어 죽을 때도 27도, 말기 암 환자가 죽을 때도 27도라는 이야기다. 36.5도 정상 체온에서 0.5도 떨어진 36도가 되면 병에 쉽게 노출되어 병원 고객이 되고, 35도가 되면 암이 생기는 환경이 되고, 34도가 되면 암이 전신으로 전이되는 환경이 된다. 사망 직후 사체 온도는 0도가 아니라 27도이다.

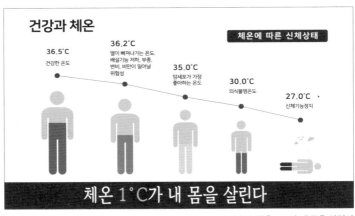

건강과 체온

체온에 따른 신체상태

36.5°C
건강한 온도

36.2°C
열이 빠져나가는 온도.
배설기능 저하, 부종,
변비, 비만이 일어날
위험성

35.0°C
암세포가 가장
좋아하는 온도

30.0°C
의식불명온도

27.0°C
신체기능정지

체온 1°C가 내 몸을 살린다

〈그림 1〉 체온 1도가 내 몸을 살린다

동영상을 통해 암환자의 백혈구 움직임을 관찰했다. 저체온일 때는 우리 몸을 지켜야 할 백혈구가 암을 공격하지 않고 가만 있었고, 체온이 따뜻할 때는 백혈구가 암을 공격하며 활발하게 움직였다. 우리 몸을 지키는 군대 백혈구는 몸이 따뜻할 때 힘을 발휘한다는 것이다.

면역력이란 이 백혈구의 힘을 말한다. 체온이 나를 살리는 생명력이다.

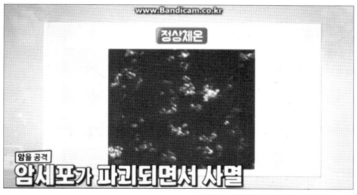

〈그림 2〉 면역세포가 암세포 공격하는 그림

생로병사! 태어나서 늙어 가고 병들고 죽어 가는 생로병사가 결국 체온 37도에서 27도로 10도를 잃어 가면서 죽어 간다.

기억에 남는 분이 있다. 어떤 여성이 친정엄마의 상담을 요청

하셨다. 장 외부에 암이 있다는 것이다. 배에 큰 돌덩이 하나가 들어 있는 듯 딱딱했고, 다른 곳은 너무 야위었다. 즉 배만 볼록 크게 튀어나와 있었다. 이분은 6개월의 사형선고를 받은 상태였다. 20년간 근무시간 한 번 놓치지 않고 성실하게 일하셨다고 한다. 직업 특성상 대형 냉동고실 안에서 일했다고 한다.

휴가 한 번 안 쓰고 열심히 일했기에 많이 안타까웠던 기억이 있다. 누적된 냉기가 그리도 무섭다는 걸 다시금 느꼈다.

'냉기의 종착역은 암, 암의 고향은 냉기.' 체온 1도에 생과 사가 달려 있다 해도 과언이 아니다. 냉기만 제거해도 모든 질병이 낫는다. 체온 1도만 올려도 병원 갈 일이 없어진다. 체온이 올라가면 독소가 잘 빠져나가고 쌓이지 않으니 비만과 질병은 안개 걷히듯 저절로 사라진다.

점심식사를 마치고 사무실 빌딩 엘리베이터에 뚱뚱한 아가씨 일행이 탔다. 한 손에 얼음을 동동 띄운 대용량의 냉커피를 들고 하는 말이 "왜 나는 살이 안 빠지지?"였다. 비만의 원인은 복부 냉기인데 차가운 얼음 커피를, 그것도 식사 후 바로 마시니 소화가 제대로 될 리가 없다. 소화가 되지 않으면 결국 장에서 썩어 독으로 쌓인다. 무심코 하는 아주 사소한 습관을 바꾸지 않으면 악순환만 일어난다. 차가운 것에 기름은 녹지 않는다. 뱃살을 빼고 싶으면 냉음료부터 끊어야 한다.

생로병사가 체온 1도를 잃어 가는 과정인데 많은 사람이 자살 시도를 하는 것 같다. 4도씨 냉장고에 넣어 둔 물, 냉우유, 아이스크림, 냉콜라, 냉사이다, 냉커피, 냉맥주, 냉소주, 냉면, 얼음막걸리, 냉콩물국수 등등 냉음료, 냉음식을 즐겨 먹는 것은 매일 자살을 시도하는 것과 같다는 말이다.

몸에 좋다는 각종 베리류들을 갈아서 시원하게 마시는 것보다 따뜻한 물 한 잔이 더 낫다. 요즘 불임인 부부가 많은데 불임의 원인이 여러 가지 있겠지만 차가운 음식을 먹는 습관부터 되돌아볼 일이다.

언 땅에는 싹이 트지 못한다. 땅이 풀리는 봄이 되어야 새싹이 돋아나는 것처럼 생명이 탄생하려면 적합한 온도, 습도, 영양이 필요하다. 자연이 알려 주는 건강법은 멀리 있지도 않고 복잡하지도 않다. 따뜻하면 살고 차가우면 죽는다. 건강은 속체온이다. 속체온을 높이는 식생활 습관이 생명을 살리는 일이다.

속체온이 나를 살리는 면역력이요, 곧 생명력이다. 체온 1도를 지켜라.

체온을 높이는 아주 사소한 습관

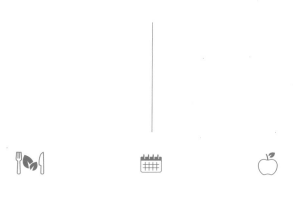

1. 아침 공복에 뜨거운 행복차 한 잔 마신다

아침에 일어나면 매일 하는 루틴이 있다. 밤사이에 입을 다물고 있었기에 일어나자마자 목구멍에서 올라오고 또 입속에서 발생한 독소들을 침 삼키기 전에 양치를 통해 뱉어 내고 소금물로 가글한다.

그런 후 바로 단번에 마시기는 어려운, 약간 뜨겁다 하는 65~70도 정도의 물 300~500ml에 소금(천일염)을 약간 타서 호호 불면서 식혀 가며 10분 이내에 홀짝홀짝 다 마신다. 뜨거운 물을 식힌 후 마시는 게 아니라 제자리 앉아서 단번에 뜨거울 때 10분 이내에 모두 마시는 것이다. 이때 마시는 물은 수분 보충을 위함이 아니라 뱃속 온도를 1도 이상 높이기 위한 것이다.

뜨거운 물 한 잔을 다 마시고 나면 몸에서 땀이 나거나 열이 훅 올라온다. 주유하듯 뜨거운 물을 몸속으로 주입하는 행위인 것이다. 그냥 뜨거운 정수기 물을 마셔도 괜찮지만 이왕이면 1석 2조라고, 폴리페놀의 보고라고 하는 항산화력이 높은 해죽순 꽃봉오리차를 끓여서 마신다. 아침마다 마시는 이 차를 나는 체온을 올려 주는 체온차, 생명차, 행복차라고 부르기도 한다.

오전에 마신 이 물은 속체온을 높여 주고 나서는 오전 중으로 소변으로 다 빠져나간다. 수분 정체 현상은 일어나지 않는다.

위장과 간은 인접해 붙어 있다. 위장의 온도가 떨어지면 간은 온도 보호를 위해 지방이라는 방어막을 치게 된다. 지방간이다.

아침 공복에 뜨거운 차 마시기를 꾸준히 하면 위장의 온도가 올라가면서 간이 방어벽으로 두르고 있던 지방이라는 두꺼운 파카를 벗어 버리면서 지방간이 사라진다. 동트기 전 새벽 4시쯤이면 우리 뱃속 체온이 가장 낮은 시간이다. 이 시간은 밀쳤던 이불을 끌어당기는 시간대이기도 하다.

해가 뜨기 전 새벽이 가장 어둡듯이 그 시간대에 체온이 34도까지 내려가는 저체온 사람이 많다. 피가 가장 끈적거리고, 혈액이 가장 수축되어 있을 시간이다. 모세혈관의 에너지가 약하거나 탄력을 잃게 되면 이때 모세혈관이 뇌에서 꼬여지고 혈전이 모세혈관을 막는 일이 생긴다. 밤새 잘 자다 운명을 달리하는 사람이 많은데, 아마도 이 시간이 아닐까 한다.

'아침 공복 뜨거운 체온차, 생명차, 행복차 마시기'로 체온 1도를 올리자. 큰돈 안 들이고 면역력을 5~20배 올릴 수 있다.

2. 입으로 숨을 들이마시지 않는다. 코로 호흡한다

호[號(내뱉을 호)]

흡[吸(마시다 흡)]

코는 숨이 들어가고 나오는 곳이고, 입은 음식이 들어가는 곳이다. 대부분의 일상적인 상황에서는 코로 숨을 들이마셔야 한다. 코로 숨을 들이마실 때 뇌의 열이 식혀진다. 코로 숨을 들이마시면 0.25초 만에 정화·정제되어 폐에 그리고 온몸으로 전달된다. 온습도가 가장 균형적으로 조절되어 폐에 들어가게 된다. 이렇게 코로 호흡하게 되면 바이러스도 코에서 필터링되어 침입하지 못한다.

입으로 숨을 들이마시는 행위는 필터링 될 시간도 없이 곧바로 폐에 들어오게 된다. 이것은 찬물을 벌컥벌컥 마시는 것과 같다. 입으로 숨을 들이마시면 차가운 공기가 폐로 들어가 폐에 냉기가 쌓인다. 그리고 뇌는 늘 과열 상태에 놓여 있게 된다. 또 목구멍 점막은 건조해진다. 그래서 바이러스에 노출되어 감기도 잘 걸리게 되는 것이다.

말을 많이 했을 때 목이 잘 쉬는 사람은 입으로 숨을 들이마시고 있는 사람이다. 아침에 일어났는데 입안이 건조하다면 밤사이 입을 벌리고 입으로 숨을 마신 것이다. 특히 밤에 입을 벌리고 잔다면 이 습관부터 고쳐야 하는데, 쉽지 않다면 입에 수면 테이프를 붙이고 자면 도움이 된다.

입으로 숨을 들이마시는지 여부를 알고자 나 자신을 유심히 관찰해 보았다. 말이 좀 빠른 편이다 보니 말을 길게 많이 연달아 할 때가 있는데, 확실히 입으로 숨을 들이마신다는 걸 느꼈다. 다른 사람들도 유심히 관찰해 보았더니 그 전에는 들리지 않았던 입으로 숨을 들이마시는 소리가 들렸다. 의외로 입으로 숨을 들이마시는 사람이 많았다. 특히 전화 말소리나 마이크에 대고 말하는 소리를 들어 보면 금방 알 수 있다.

아주 사소한 이 습관이 체온을 떨어뜨리는 일이라면 이것부터 바꿔야 했다. 말을 좀 더 천천히 하고, 말이 끝나면 입을 다물고 다시 코로 숨을 들이마시고, 말하기를 연습했다(입술을 연 상태에서도 코로 호흡이 된다). 처음에는 숨이 넘어갈 것 같았다. 지금도 입으로 숨이 들어오고 있지는 않는지 신경 쓰면서 말한다.

특히 숨이 차도록 운동하면 숨을 헐떡이며 자칫 입으로 숨을 들이마시게 된다. 지나친 운동이 오히려 장을 차게 만들어 버리는 것이다. 적당한 운동이란 코로 호흡할 정도의 강도가 딱 좋다.

노래를 부를 때도 입으로 숨을 들이마시게 되면 입안이 빨리 건조해지고 목도 빨리 쉰다. 평소 자신도 모르게 입이 조금 벌려져 있는지를 관찰해 보고, 입 다무는 걸 의식적으로 노력해야 한다.

성인이 되어 턱이 약간 튀어나온 주걱턱이거나 턱이 밀려 들어가 있다면 알레르기, 축농증, 비염, 코막힘 중 하나의 증세가 있는 것이다. 콧속 관리를 잘해서 반드시 코로 숨을 들이쉬는 훈련을 신경 써서 해야 한다. 염도 3%의 소금물을 만들어 코 드레싱을 하면 막힌 코 관리에 좋다.

구강 호흡 하면(입으로 숨을 들이마시면)

- 치매가 빨리 온다.

- 폐에 만성 염증이 생긴다.

- 바이러스에 쉽게 감염된다.

- 머리에 열이 오른다.

- 배가 차가워진다.

코로 숨을 들이마시는 호흡을 하면

- 뇌의 열을 식혀 폐에 알맞은 온도와 습도로 들어간다.

- 눈과 뇌가 열받지 않는다.

- 안면 부비동을 통과하면서 산화질소가 만들어져 모세혈관
  의 탄력을 유지한다.

- 뇌혈관과 모세혈관을 보호한다.

공기 없이는 5분도 살기 힘들다. 물 없이는 5일, 음식 없이는 50일, 한편 건강식품 없이는 50년도 더 산다. 우리는 엉뚱하게 공기 먹는 법을 제대로 모르고 신경을 안 쓴다. 코 호흡만 잘해도 몸을 따뜻하게 지킬 수 있다.

3. 장을 차게 하는 찬물, 찬 음식, 단순당 음식을 멀리하고 따뜻한 음식을 먹는다

위장의 온도는 37도. 냉장고의 4도 차가운 물이나 찬 음식이 들어오면 우리 몸은 제일 먼저 온도부터 맞춘다. 소화시키기 전에 들어온 음식을 4도에서 37도로 맞추는 데 먼저 에너지를 써 버리는 것이다.

냉수 먹고 소변을 봐 보라. 찬물이 나가는지 따뜻한 물이 나가는지. 냉수 먹고 온수 싸고, 냉수 먹고 온수로 내보낸다. 이 습관이 반복되면 배 속과 방광, 자궁의 체온을 유지하기가 어렵다.

자궁은 방광 위에 업혀 있는 형태다. 찬 음식과 찬물을 필요 이상으로 자주 먹게 되면 몸은 체온 유지를 위해 소변으로 내보내 체온을 유지하려 한다. 늦가을이나 비가 내릴 때 갑자기 기온이 내려가면 여자 화장실이 붐비는 이유이기도 하다.

나무도 생명 유지를 위한 수분만을 유지하여 겨울에 얼지 않고 봄을 기다린다. 이것이 자연의 이치인 것이다.

체내에 수분이 적당히 있어 방광에 오줌이 따뜻하게 채워져 있어야 방광에 업혀 있는 자궁도 따뜻할 텐데, 방광을 자주 비워 차가워지면 자궁도 차가워진다. 이렇게 냉수 먹고 온수 싸는 일은 체온을 떨어뜨린다. 따뜻한 물, 따뜻한 음식 먹는 습관으로 체온을 지켜 주자.

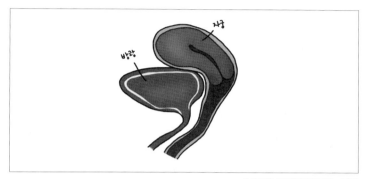

<그림 3> 방광에 업혀 있는 자궁

내가 먹은 음식이 내 몸을 좋게 하는 발효가 되느냐, 내 몸을 나쁘게 하는 부패가 되느냐의 조건은 온도이다. 온도를 떨어뜨리는 찬 음식은 소화가 잘 되지 않아 부패되어 장내에 독소를 일으킨다.

찬 음식이 체온을 떨어뜨리는 건 알아도, 단순당 음식의 과다 섭취도 그렇다는 것은 간과하기가 쉽다. 밥, 빵, 떡, 밀가루, 설탕, 조청, 껍질 깎은 과일 등 단순당 음식도 장을 차게 하여 체온을 떨어뜨린다. 개인적으로 다른 건 이해가 되었는데 껍질 깎은 과일이 몸을 차게 한다는 것에 쇼킹했다. 과일이라면 무조건 좋은 것이라고 생각했으니 당연하다. '무엇을 먹느냐'보다 '어떻게 먹느냐'가 중요하다는 사실을 깨달았다.

껍질 속에 있는 미네랄이 과일 속 과당의 해로부터 보호시키는데, 껍질을 깎아 버리니 과도한 과당의 해는 고스란히 내 몸이 받는다. 또한 과일은 근본적으로 냉성 식품이어서 우리나라와 같은, 습도가 높은 곳에 거주하는 사람들에게는 좋지 않다. 하여 과일은 껍질째 먹고, 천연미네랄인 소금(천일염)에 꼭 찍어 먹어야 한다.

나의 친정아버지는 콩나물 공장을 운영하셨다. 40년간 새벽 2시에 일어나서 새벽부터 일을 하셨다. 지금은 자동화 시스템으로 운영되지만 오랜 세월 동안 육체적으로 힘을 쓰셔야 했다.

새벽 일을 하시고 동트기 전에 허기가 지면 막걸리 한 사발씩을 드시면서 일을 하시곤 했다. 그것도 차가운 냉 막걸리를 시원하다 하시며 드셨다. 오랜 세월 동안 반복된 습관이었다. 그때는 몰랐다. 냉기의 종착역이 암이 될 줄을….

친정아버지는 위암과 담도암 판정을 받았다. 암 판정 이후 제일 먼저 한 것은 속체온을 높이는 일이었다. 외부 피부를 통해 열을 주입시키는 요법을 시행했다. 워낙 막걸리를 좋아하셔서 가끔 저녁 주무시기 전 딱 한 잔만, 따뜻하게 데운 막걸리를 드시게 했다. 평상시 따뜻한 막걸리 요법으로 40~45도 정도로 따끈하게 데워서 한 잔씩만 드시면 따뜻한 발효주로서 장에도 좋다. 다음 날 변도 잘 나온다. 한편 얼음 막걸리는 몸을 차게 하니 가스와 숙취만 생겨 안 된다.

예전에 어떤 유도 선생님은 운동 후 급수대의 수도꼭지를 잠갔다고 한다. 왜 그러셨을까? 운동으로 땀이 날 때 찬물을 갑자기 마시면 배 속이 차가워져 간과 심장에 많은 부담을 주기 때문이다. 그리고 더욱 더워지게 된다. 속과 겉의 온도 차이가 날수록 더위를 더 느끼기 때문이다.

이열치열! 한여름 삼복더위에 삼계탕으로 더위를 이겨 내는 것처럼 열로써 열을 이겨 낸다.

헬스장에 가면 큰 병에 든 얼음 물을 마시며 운동하는 사람을 많이 본다. 그러고는 살 빠지기를 바라고 건강해지기를 바란다. 운동할 때 찬물을 마시지 말고 소금 빨아 먹으며 따뜻한 물 마셔보라. 더위와 갈증이 급방 해소 되는 걸 느끼게 된다. 아주 사소한 습관이 지속될 때 큰 차이를 만든다.

4. 발과 종아리, 배는 항상 따뜻하게 한다

발과 종아리는 차가워지기 쉬우니 늘 따뜻하게 관리해야 한다. 발과 종아리는 제2의 심장이라고 한다. 심장이 멎으면 어떻게 될까? 생명이 바로 멎는다. 그런데 그렇게 중요한 심장을 한 번이라도 마사지해 준 적이 있는가? 심장은 마사지하지 못하지만, 발과 종아리는 마사지할 수 있다. 이는 심장 마사지를 대신해 주는 것과 같다.

아픈 사람들의 발을 만져 보면 하나같이 차갑다. 심장으로부터 멀리 말단 부위에 있는 발 온도가 혈액순환이 잘 되는지 안 되는지 알아보는 척도가 되기도 한다.

발바닥에는 오장육부에 해당되는 64개의 반사구가 들어 있어 발바닥 마사지로 온몸 마사지를 대신하기도 한다. 발바닥에는 2만 개의 땀구멍이 있어 노폐물을 배출한다. 아무것도 하지 않아도 하루가 지나면 발 냄새가 난다. 발이 따뜻할수록 노폐물 배출이 잘 된다.

잠잘 때 수면양말을 신어 주고, 평상시에 목이 긴 양말을 신어 발을 따뜻하게 하라. 배꼽을 드러내면 안 되는 것처럼 발목을 차갑게 드러내지 말아야 한다. 겨울에는 반부츠나 긴 부츠가 좋다.

또 종아리 토시를 해 주어 종아리를 따뜻하게 해 주면 추위로부터 체온을 유지하는 데 많은 도움이 된다.

여성의 뒤꿈치는 자궁, 생식기의 건강 상태를 나타낸다. 뒤꿈치가 갈라진 여성은 전부 자궁이 안 좋다. 여성의 뒤꿈치가 부드러우면 자궁 상태가 괜찮다. 발 뒤꿈치가 굳고 갈라져 이불을 긁어 먹는다든지, 칼로 긁어 내고 돌로 문지르는 경우 자궁 건강이 떨어진 사람이다. 자궁이 안 좋을 때 뒤꿈치가 문제가 된다. 뒤꿈치를 자극해 주면 자궁도 자극을 받는다. 복숭아 뼈, 발목은 신장과 방광이니 찬물에 담그지 말고 항상 따뜻하게 해 줘야 한다. 차가운 물에 발을 담그면 자궁이 차가워진다.

체온이 가장 떨어지는 새벽 시간대에 종아리와 발에 쥐가 잘 나기도 한다. 칼슘, 마그네슘, 미네랄이 부족해서 쥐가 나는 경우도 있지만 하체 체온이 떨어질 때 근육의 경직이 일어나는 것이다. 발이나 종아리에 쥐가 날 때 따뜻하게 해 주면 금방 풀어진다. 발을 따뜻하게 해 주는 족탕, 각탕, 수소음이온 배독 족욕을 통해 발과 종아리를 따뜻하게 하면 더욱 좋다. 특히 수소음이온 배독 족욕은 족욕의 장점과 노폐물까지 배출시켜 주니 일석이조다.

5. 뼈를 데우는 온골주열 요법

뼈를 데운다? 뼈를 데우면 어떻게 될까?

자동차 기름을 넣을 때 주유한다고 말한다. 그것처럼 몸속으로 열을 넣어 주는 것을 주열이라 한다. 따뜻한 온탕 물에 몸을 담그면 겉을 따뜻하게 하는 온열이지만, 뜨거운 물을 마시면 속을 데우는 주열이다.

겉만 따뜻하게 하는 온열요법이 있는가 하면 뼛속까지 열을 주입시켜 몸속의 냉기를 열로써 몰아내는 온골주열 요법도 있다.

머리부터 발끝까지 구석구석 모든 곳에 열을 넣을 수 있고, 아프고 뭉친 곳에는 집중 주열을 함으로써 통증을 풀 수 있다. 순환이 안 되어 막혀 있는 곳에는 영양소가 가지 못하고 노폐물도 빠지지 못해 차가워진다. 차가운 자리에는 물이 생기고, 물이 생긴 자리에는 염증이 생긴다. 염증 있는 곳에 통증이 있다. 염증의 한자로 炎(불꽃 염)은 불이 필요하다는 뜻이다. 뼛속의 골수에서 피를 만든다. 좋은 피를 만드는 조건 중 하나가 온도이다.

체온이 차가워져 간다는 것은 노화되어 간다는 것이다. 나이가 들어 가면서 체온은 인체 중심부 체온은 내려간다. 복부 내부의 체온은 곧 생명력이다.

건강을 유지하려면 위장의 온도가 37도 이상을 유지해야 한다. 물론 간과 소장과 심장의 온도는 이보다 더 높다. 건강한 성인의 체온 36.5도는 이러한 조건에서 유지되는 것이다.

인체의 내부 장기나 조직이 각각 '건강 유지 체온'을 잃을 때 그곳에 '열'이 발생한다. 그리고 직접적인 '통증 또는 방사통(放射痛)'이 일어난다. 이 경우 스스로를 조용히 살피면, 비록 무통의 장기일지라도 인체 어디에선가는 반드시 관련된 통증이 나타나게된다. 동시에 그곳에 '염증'이 발생한다. 이것이 자연 치유력의 기본적인 증상이다. 이것은 우리 몸을 스스로 원래 상태로 복구시키기 위한 치유 현상이다. 이러한 현상은 우리에게 불편함을 느끼게 하고, 급성으로 발생할 경우 통증도 심해진다. 우리는 이때 병원을 찾아 가게 되는데, 진단 결과에 따라 약 처방을 받게된다. 그 약들은 기본적으로 '해열제, 진통제, 소염제'로 처방된 것이다.

'자연 치유 요법'은 이러한 증상을 직접적으로 억제하지 않고, 오히려 그 증상에 대해 보다 근원적으로 접근하여 증상을 관리하는 개념의 의학이다. 알다시피 인체가 아프면 열이 난다. 그래서 병원에 가면 제일 먼저 체온을 재는 것이다. 그 열의 고저에 따라 증상의 경중과 상태를 알기 위함이다.

이처럼 열은 가장 기본적인 우리 몸의 자연 치유 현상으로, 아플 때 가장 먼저 나타나는 증상이다. 치유가 되려면 열이 필요해서다.

냉기가 특정한 곳에 오랜 시간 지속되면 그곳에 만성 염증이 생기게 되고 결국 그곳에 암이 발생하게 된다. 암의 고향은 냉기, 냉기의 종점은 암이다.

냉기가 전신에 스며들면 결국 뼛속(골수)까지 냉기가 들어가게 된다. 이른바 '골수 냉기'인 것이다.

골수는 '혈액 제조 공장'이다. 골수는 우리 몸에 들어온 영양소가 정화·정제되어 질적인 변화를 거쳐 정수(精髓)가 된 형태이다.

그래서 이곳에서 '조혈 모세포'가 만들어지고, 이것이 자가 복제되어 조혈 작용이 일어나게 되는 것은 지극히 당연한 일일 것이다.

조혈(造血·피를 만듦)은 적혈구·백혈구·혈소판 등 생체 내의 모든 혈구 세포를 생성하는 과정으로, 조혈 과정 중 장애가 생기면 백혈병 등 각종 혈액질환이 발병하게 된다. 혈액병을 건강한 골수 이식을 함으로써 치유하는 것은 그러한 원리를 이용한 것이다.

생명 활동의 기본 조건, 세포 분열의 기본 조건은 당연히 온도와 습도와 영양이다. 만약 골수의 온도가 내려간다면 혈액 공장의 환경 조건에 문제가 생겨 적혈구, 백혈구, 혈소판 등의 생산량 및 불량 혈액이 만들어질 것이고 결국 건강을 잃게 되는 것은 자명한 일이다.

반대로 골수(뼛속)의 온도가 높아지면 뼈 구멍이 열리게 되고, 혈관을 통해 영양소가 충분히 공급될 것이다. 그렇게 될 때 조혈 모세포의 분열도 왕성해지고 불량 혈구는 만들어지지 않을 것이다. 실제로 뼈를 따뜻하게 하는 '온골 요법'을 통해 혈액병이 치유되는 것을 수없이 보아 왔다.

뼈의 온도를 높이는 방법으로 주열 요법을 활용하고 있다. 외부 피부를 통해 뼛속으로 열을 주입해 내부 장기와 뼈를 데우는 '온골주열 요법'. 이 요법은 인체의 특정 부위 또는 특정 장기에도 열을 넣어 주어 치유의 효과를 높일 수 있음도 알게 되었다.

심지어 등 척추를 따라 열을 넣어 줌으로써 주변 근육의 경직이 풀어지게 되어 심하게 틀어진 척추, 심하게 굽은 등도 순식간에 펴지는 것을 보아 오고 있다. 등에는 척추를 따라 3만 개의 신경 다발이 지나가는데 등 척추를 데우면 온몸의 순환이 열린다.

어깨가 결린다, 뭉쳤다, 허리 아프다, 무릎이 아프다, 고관절이 아프다, 두통이 있다, 잠을 잘 못 잔다, 소화가 잘 안 된다 등은 열이 부족해서다. 몸이 차고 아픈 사람은 물론 암환자가 끼고 사는 주열기는 집안의 상비약처럼 활용되는 걸 본다. 중환자일수록 끼고 살기를 권한다. 얼굴 피부 관리와 전신 다이어트에도 효과가 좋다.

지인의 9살 된 아들이 급체를 해서 얼굴이 하얗게 변하며 사지 힘을 쓰지 못하고 쓰러졌을 때 엎드려 놓고 주열로 등 척추를 풀어 주었더니 5분도 되지 않아 혈색이 돌아왔다. 담석 있던 분, 신장결석, 요로결석 있던 분, 기관지에 결석 있던 분들에게 주열기로 열을 넣었더니, 결석들이 열에 의해 풀어져 크기가 줄어들면서 요도를 통해 나왔고 목으로 튀어나온 사례도 있다.

엄청난 통증이 있다는 결석을 보니 마치 유리 파편 조각처럼 날카롭고 딱딱했다. 결석은 콜레스테롤과 재생 칼슘 찌꺼기들이 뭉친 것인데 몸에서 나온 결석에 열을 가해 보니 가루처럼 변했다. 대상포진으로 인한 심한 통증과 수포를 집중 주열해 주니 2시간 만에 수포가 모두 터지고 꼬들꼬들해지면서 통증이 가라앉는 사례도 많다. 아토피, 알레르기 비염, 건선 등이 좋아지는 걸 보니 '역시 열이 답이다'라는 생각이 들었다.

가장 기억에 남는 경우는 중학교 1학년 여학생의 케이스로, 몸이 단단하게 뭉친 돌처럼 굳어 있었고 키가 자라지 않아 초등학교 4학년처럼 보였다. 주열을 2일 했는데 이후 키가 엄마 가슴 정도의 키쯤에서 엄마 어깨선까지 쑤욱 커져서 사진을 찍어 비교해도 믿기지 않을 정도로 놀란 적이 있다. 뼈를 붙들고 경직되고 뭉친 근육들이 풀어지면서 고무줄 늘어나듯 늘어난 것이다. 1박 2일 동안의 힐링 캠프 프로그램 중 이러한 온골주열 요법도 직접 체험하고 배우게 되는데 이 시간을 다들 너무 좋아하신다.

체온이 곧 면역이고 열이 답이다.

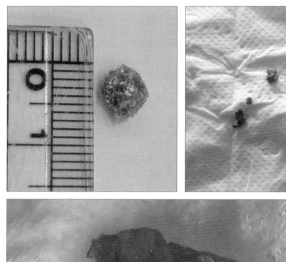

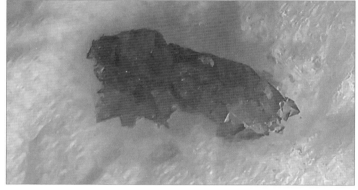

〈그림 4〉 요로로 빠져나온 돌과 목으로 나온 돌

의학의 아버지라 불리는 '히포크라테스'

첫째, 사람에게는 가장 소중한 것이 건강이다.

둘째, 사람 안에는 100명의 의사가 살고 있다.

셋째, 가장 좋은 건강 운동은 걷는 것이다.

넷째, 음식으로 못 고치는 병은 약으로도 고칠 수 없다.

다섯째, 웃음은 몸과 마음을 치료하는 최고의 명약이다.

여섯째, 약으로 고칠 수 없는 환자는 수술로 고치고, 수술로 고칠 수 없는 병은 열로 고치고, 열로 고칠 수 없는 환자는 불치의 병자다.

3장

똥 가스를 빼라

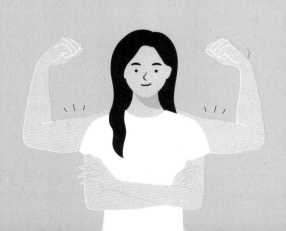

장의 독소가 운까지 막아 버린다고?

건강해지려면 뭘 해야 하냐고 묻는 사람들에게 전해 드리는 말이 있다.

"똥 가스, 똥 독부터 빼세요."

장을 제2의 뇌라고 한다. 뇌사 상태의 식물인간도 장이 살아 있어 뇌를 대신하고 있는 것이다. 뇌와 장은 연결되어 있다.

똥 독을 빼야 뇌가 맑아지고, 뇌가 맑아져야 마음이 맑아지고, 마음이 맑아져야 운이 트인다. 장 건강이 뇌 건강을 결정하고 운을 결정한다는 말이다.

장을 관리하는 사소한 습관

1. 장이 좋아지면 운이 좋아진다

'배알이 꼴린다'는 말은 곧 장 상태가 불편해 마음 상태가 꼬인다는 뜻이다. '환장한다'는 말도 있다. 속이 무척이나 불편하여 대단히 화가 난다는 뜻이다. 장의 위치가 바뀌었으니 얼마나 속이 불편하겠는가!

또 그 반대로 '네 뱃속이 편하구나'라는 말이 있다. 장 상태에 따라 마음의 상태도 편안하다는 뜻이다. 그만큼 장과 마음은 서로 연결되어 있다. 장, 마음, 뇌는 서로 연결되어 있다.

뇌 속 중앙에 송과(松果)체라는 내분비기관이 있는데 생긴 모양이 솔방울 같아서 솔방울샘이라고도 부른다. 치유의 호르몬, 행복 호르몬, 평화의 호르몬, 숙면 호르몬이라고 부르는 멜라토닌과 세로토닌 호르몬을 만드는 중요한 기관이다. 부처님의 머리가 솔방울 모양을 하고 있다. 뇌 속 기관인 송과체를 우주의 기를 받아들이는 우주의 안테나, 제3의 눈이라고도 한다.

눈을 통해 건강을 알아보는 망진법인 홍채 진단학에 의하면 송과체 영역에 장 독소가 쌓인 상태를 관찰할 수 있다. 특히 부정적인 성향을 가진 사람의 홍채를 보면 이 부분이 시커멓게 나타나 있다. 장의 독소가 뇌로 올라가 이 송과체에 독이 퍼지면 우주의 생육 번성의 에너지 유입이 차단되어 파괴적이고 부정적인 생각을 하게 된다는 뜻이기도 하다. 이 송과체는 행복과 숙면 호르몬인 세로토닌과 멜라토닌 호르몬 분비에 직접적인 영향을 미친다고 한다.

장 상태에 따라 생명을 관장하는 호르몬의 분비 상태가 달라지고, 그에 따라 건강 상태가 달라지고, 건강 상태에 따라 생각이 달라지고, 생각이 달라지면 운이 달라진다. 장 건강이 중요한 이유가 바로 여기에 있다.

장청뇌청, 장이 맑아지면 뇌가 맑아진다.
뇌청몸청, 뇌가 맑아지면 몸이 맑아진다.
몸청운청, 몸이 맑아지면 운이 맑아진다.

하는 일이 잘 되는 사람들을 보면 대체로 활기차다. 장이 건강해서 에너지가 좋기 때문이다. 화초가 싱싱하게 자라려면 화초 뿌리가 건강해야 하듯 활기가 넘치려면 건강의 뿌리가 되는 장이 건강해야 한다.

2. 제2의 뇌, 장에서 호르몬의 80% 이상을 만든다

장과 뇌에서 공통적으로 만든다고 해서 장뇌 호르몬이라고 불리는 것이 있다. 대표적인 것이 세로토닌 호르몬이다. 이 세로토닌 호르몬은 뇌에서도 만들어지지만 90~95%가 장에서 만들어진다. 장은 뇌와 상관없이 자기 스스로 판단해서 작동한다. 그래서 뇌사 상태에 빠진 식물인간도 장이 제2의 뇌 역할을 담당하고 있는 것이다.

장 속에는 100조 개에서 많게는 300조 마리의 세균(박테리아)이 있다. 면역은 장에 있다. 인체 면역세포의 70~80%가 장에 있다. 장내 미생물 특히 유익균, 중간균, 유해균이 차지하는 비율에 따라 장 건강이 결정된다.

유익균 20%, 중간균 60%, 유해균 20%의 비율로 차지하고 있는데 장이 제 기능을 하려면 유익균이 80% 이상이 되어야 한다.

관건은 중간균에 달려 있다.

이 중간균은 간에 붙었다 쓸개에 붙었다 하는 것처럼 유익균이 우세하면 유익균에 붙고, 유해균이 우세하면 유해균에 붙는다. 중간균이 유익균에 붙을지, 유해균에 붙을지를 결정하는 중요한 조건이 음식이다. 내 입맛은 장 속의 세균 입맛에 달려 있다. 무엇을 먹고, 어떻게 먹고, 얼마나 먹는지를 되짚어 보면 장 상태를 유추할 수 있다. 장 상태가 건강 상태다.

일본의 대사상가이자 운명학자인 미즈노 남보쿠는 〈절제의 성공학〉이라는 책에서 말한다.

'육식은 마음을 탁하게 하는 음식이다. 고기를 먹으면 마음을 깨끗하게 유지하기 힘들고, 채소를 먹어야만 맑은 정신을 유지할 수 있다. 귀천을 막론하고 마음이 탁하면 성공할 수 없다.'

'젊어서부터 육식을 많이 하면 노년을 겪지도 못하고 죽는다.'

참 무서운 이야기인데 흘려듣고서 먹고 싶은 대로 먹고 아프다고 병원을 찾는 사람들을 보면 안타깝다. 약이 모자라 병이 난 것이 아니라 내가 먹은 음식이 잘못되어 병이 났으니, 아프면 무조건 약부터 찾을 것이 아니라 내가 먹은 음식의 종류와 먹는 방법과 양을 점검해 볼 일이다. 조사하면 다 나온다.

동물의 위장, 특히 육식동물의 위장은 PH2 이하다. 강산성의 위액이 분비된다. 그래서 강한 뼈나 많은 양의 단백질을 소화하는 데 문제가 없어 장 내에서 부패를 막아 준다. 부패가 없다는 것은 혈액의 산성화를 막는다는 것이다. 하지만 사람은 그렇지 못하다.

특히 요즘 음식은 당도가 높고 칼슘이 대부분 제거되어 정제된 음식을 주로 섭취하기 때문에 장내 부패가 심하게 된다. 거기다 혈액을 산성화시키는 육식을 한다면 피가 탁해지는 건 당연하다.

육식은 피를 탁하게 하고 장에 좋지 않다는 것을 알면서도 육고기 음식에 중독되어 있는 사람이 많다. 내가 먹는 음식이 건강과 심지어 운까지도 영향을 미친다고 하니 음식 절제가 쉽지는 않지만 '음식 절제는 껌이다' 하고 생각하면 못할 일도 아니다. 모든 건 마음먹기 달렸으니.

먹은 음식이 남고 체내의 독소가 배출되지 못하면 지방세포에 저장을 해 둔다. 육고기의 지방에는 남은 찌꺼기들과 독소의 저장소이니 육고기 지방을 먹는 것은 독을 먹는 것과 같다. 육고기는 가능한 자제하는 것이 장을 살리는 길이다.

건강에 좋은 음식이 뭘까? 간에 좋은 음식이 뭘까? 건강의 뿌리인 장에 좋은 음식이면 된다.

내 입맛은 장 속 세균의 입맛에 달려 있다. 유익균이 많으면 유익균이 좋아하는 입맛으로, 유해균이 많으면 유해균이 좋아하는 입맛으로. 우리 몸은 호르몬에 의해 진두지휘되고 있다고 해도 과언이 아니다. 이 호르몬의 80%를 만드는 공장이 장인데, 장이 깨끗해야 건강 유지의 호르몬을 만들수 있지 않겠는가!

3. 복부 압력이 전신을 압박한다. 복압을 빼라

노폐물이 정체되어 있는 곳은 흐름이 막혀 차갑게 된다. 차가운 곳에는 물과 가스가 찬다. 이런 곳에 염증이 생겨 통증이 나타난다.

복강에는 장외에 상복부 쪽에 흉강과 복강을 나누는 횡격막이 있고 그 아래로 위, 췌장, 담낭, 간, 비장, 신장, 방광, 자궁과 난소 등이 있다. 이들 장기들은 각자의 기능을 하면서도 전체가 일정한 주기를 갖고서 스스로 움직이고 있다. 이것을 '장기 호흡'이라고 한다.

특히 횡격막은 복식호흡을 할 수 있는 중요한 근육막이고, 이

것이 상하로 움직일 때 복강의 장기들이 마사지를 받게 되어 복부 온도가 내려가지 않도록 해 준다. 9미터에 이르는 장에 숙변(소장에 있음)과 잔변, 가스(부패 독소)가 가득 차 있다고 생각해 보라! 복강 속의 모든 장기는 팽창된 장에 밀려서 숨도 못 쉬고 기능이 저하된다. 횡격막은 복강의 압력 때문에 내려오지 못해서 흉식호흡만 하게 된다. 그러면 몸의 산소량이 줄어들게 되고 장기의 온도는 내려가게 된다.

식후에 배가 엄청 부를 때 쌕쌕거리게 된다. 배가 빵빵하게 나온 사람들은 횡격막 운동을 못하니 모두 배가 차다. 또한 방광과 자궁, 난소 등은 심각한 압박과 스트레스 상태가 된다. 그로 인해 다양한 부인과 질환을 야기시키기도 한다.

만원 지하철에 갇혀 있는 자신을 생각해 보자. 옴짝달싹 못하게 되어 움직임이 많이 힘들다. 장 속이 똥과 가스로 가득 차 있는 상태가 배 속의 장기들이 처한 상태인 것이다.

소장, 대장, 직장, 항문에 이르기까지 약 9미터에 이르는 장 속에 숙변이 약3~12kg, 잔변이 2~7일분 그리고 가스가 들어 있다. 가스의 80%는 혈액 속으로, 20%는 방귀로 나간다. 이 방귀를 참으면 혈액 내로 흡수되어 버리니 방귀는 참지 말자. 이 장 독소

노폐물들이 빠지면 장기들은 안도의 한숨을 쉬면서 정상적인 기능을 할 수 있는 기본 조건을 갖추게 된다.

뚜껑을 따지 않은 사이다 병을 만져 본 적이 있는가? 딱딱할까, 말랑말랑할까? 만져 보면 마치 돌덩어리처럼 엄청 딱딱하다. 가스 때문이다. 사이다 뚜껑을 열어 "피식" 하고 가스를 뺀 후 만져 보면 가스가 빠질수록 말랑말랑하다.

우리 몸에 이런 가스가 많으면 순환이 막혀 딱딱하고, 누르면 막힌 만큼 아프다. 흐름이 막히게 되면 냉기가 쌓이게 되어 배가 차가워진다. 바닥에 반듯하게 누운 상태에서 배꼽을 중심으로 시계 방향으로 배를 꾸욱꾸욱 눌렀을 때 아픈 곳이 없어야 한다. 만약 가스가 많이 차 있으면 손도 못 댈 정도로 아파 한다.

어린애들 키를 크게 하려면 엄마 손은 약손이라고 하면서 배 마사지를 해 주라고 하는 이유가 있다. 장이 풀어져야 혈액순환이 되어 오장육부가 제대로 움직인다. 주기적으로 장 청소를 통해 복강의 압력부터 빼서 장기들이 숨을 쉴 수 있는 환경을 만들어 줘야 한다. 숨통 트인 장기들은 활발하게 장기 호흡하며 열심히 일을 하게 된다.

4. 똥 검진, 매일 관찰하는 자가 건강검진

임금님의 건강을 담당하던 어의들은 매일 임금님의 변 상태를 살펴보고 임금님의 건강 상태를 판단했다고 한다. 냄새는 어떤지, 변 모양은 어떤지…. 심지어 변 맛까지 보았다 한다. 매일 하는 똥 검진이 건강검진이었던 것이다.

내가 먹은 음식이 나를 만든다. 내가 먹은 음식이 몸속으로 들어가 여기저기 할 일 다 하고 찌꺼기가 되어 밖으로 나가는 데까지 얼마나 걸릴까? 오늘 배출한 대변은 언제 먹은 음식일까?

보통 음식이 소화되고 변이 될 때까지 18~24시간 걸린다. 위장에 음식이 머무르는 시간은 음식의 종류에 따라 다르지만 보통 2~4시간, 단백질이나 지방 음식은 5~8시간 머무른다. 그래서 고기를 먹고 나면 속이 든든하다고 느끼는 것이다. 아직 소화가 덜 되어 위장에 남아 있기 때문이다.

가끔 음식을 많이 먹게 되면 음식을 먹자마자 바로 화장실에 가는데 그것이 지금 바로 먹은 음식은 아니다. 음식이 위장을 지나 7m에 이르는 소장에서 소화·흡수되며 머무는 시간이 8시간, 그다음 1.5m 되는 대장에서 수분을 흡수하고 밖으로 내보내질 때까지 대장에 머무르는 시간은 소장까지의 소화 상태에 따라 사람마다 다르다. 보통 24시간이 되기 전에 밖으로 다 나와야 하는데 10명 중 3명은 대장에 변이 오래 머무르는 병에 걸려 있다는 통계다. 잘 배설되지 않은 대변이 창자 속에 오래 남아 장에서 썩고 있는 것이다. 변에서 발생되는 가스들이 혈액을 타고 온몸으로 퍼져 전신 질환에 영향을 미친다. 변비를 병이라고 생각하는 사람이 얼마나 될까? 비만이 질병이듯 변비도 해결해야 하는 심각한 질병이다.

하루 대변은 보통 1~2회 정도 보는 것이 정상이다. 아이들은 2~3회를 보기도 한다. 매일 변을 보지만 어제 먹은 음식이 24~48시간 이내에 몸 밖으로 버려지지 않고 계속 몸 안에 남아 있다면 그게 바로 변비다. 몇 날 며칠을 모아서 밀어내기식으로 변을 보는 사람들은 매일 변을 본다 해도 변비에 속한다. 참외를 먹은 지 5일 후 참외씨가 대변에 섞여 나오는 걸 보고 2~7일분의 잔변을 갖고 있다는 말이 실감 난 적이 있다.

건강한 사람은 한 번에 100~200g의 대변을 본다. 식이섬유가 듬뿍 들어 있는 채소를 많이 먹는 사람은 고기를 많이 먹는 사람보다 대변 양이 많다. 거리의 젖은 나뭇가지들을 쓸어 낼 때 일반 빗자루보다 대나무로 만든 빗자루가 더 깨끗하게 쓸듯 채소 속의 불용성 식이섬유들이 장 속에 있는 찌꺼기들을 잘 쓸어 낸다.

변비로 고생하시며 장 상태가 안 좋던 분이 매 끼마다 배추김치 반포기 정도를 드시고는 변비도 해결되고 장이 좋아졌다고 하셨다. 맵고 짭쪼름하게 발효된 김치는 장에 좋은 유익균이 있고, 김치 국물은 소화제로 좋기 때문이다. 그런데 매 끼마다 배추김치 반포기를 드실 수 있는 분이 얼마나 있을까 싶다.

건강한 장 상태인지 아닌지 보려면, 첫째, 변비인지 설사인지를 본다. 변을 볼 때 흔히 바나나 굵기 정도로 부드럽고 찰진 떡가래 나오듯 숨뿍 나오는 변이 정상이다. 토끼똥처럼 동글동글 딱딱하게 나오고, 퍼져서 나오거나 지나치게 묽어 설사로 나오는 변은 좋은 상태가 아니다.

둘째, 똥 냄새나 방귀 냄새가 지독한지, 입똥 냄새가 어떤지를 본다. 고기를 먹은 후 똥 냄새는 지독하다. 야채 소식을 한다 하더라도 덜 씹은 경우에는 똥 냄새가 독했다. 견과류, 땅콩을 참 좋아하는데 땅콩 먹은 후 똥 냄새가 지독하길래 그 이후로 땅콩은 먹지 않게 되었다. 혹 땅콩을 먹는 경우 반드시 땅콩의 얇은 껍질과 함께 먹는다.

매일 똥 냄새와 방귀 냄새로 장 상태를 자가검진해 보자. 초·중생, 10대, 20대의 대변 상태를 보면 똥 냄새나 방귀 냄새가 너무 지독하다. 인스턴트, 튀김, 밀가루 음식, 육식 등을 즐겨 먹기 때문이다.

심하게 입똥 냄새가 나는 사람은 장 상태가 아주 심각하다. 입똥 냄새는 대인 관계에도 불편한 영향을 미치니 반드시 해결해야 한다.

셋째, 변 색이다. 대체로 황금 변이 좋다고 하지만 먹는 음식에 따라 색은 조금씩 다르게 나온다. 지나치게 검푸르거나 피가 섞여 나오는 경우는 다시 살펴봐야 한다.

식물 잎과 줄기, 열매가 부실하다고 잎이나 줄기에만 스프레이로 영양제 뿌려 줘도 소용이 없다. 식물의 잎, 줄기, 열매가 건강하려면 식물의 뿌리를 살피고 관리해야 한다. 이처럼 식물을 잘 키우려면 뿌리 관리를 잘해야 하듯 사람도 식물 뿌리에 해당하는 장 관리를 잘하는 것이 건강의 뿌리 관리를 잘하는 것이다.

'변을 본다'는 말이 있듯 매일 자가 건강검진으로 변을 살펴야 한다. 변 모양은 어떤지, 변 색은 어떤지, 변 냄새는 어떤지를 살피는 똥 검진을 통해 매일 자가 건강검진을 하는 것이다. 잘 싸는 게 중요하다. 아직 말을 못하는 갓난아기들을 매일 변 상태를 보며 갓난아기의 장 상태를 체크하듯 오늘도 나는 매일 자가 똥 검진으로 장 건강 상태를 파악한다.

5. 방 청소하듯 주기적으로 장 청소하라

1일 장청, 3일 장청.

밀가루 음식과 빵, 떡, 과일을 무척 좋아했다. 중학생 때 라면이 맛있어서 몇 날 며칠을 라면만 먹다가 결국 장에 탈이 나서 일주일 넘게 고생했다. 밥은 안 먹어도 비스켓으로 끼니를 대신하기도 했는데 믹스커피에 비스켓을 한 조각 찍어 먹으면 그때는 그게 그렇게 꿀맛이었다. 빵을 워낙 좋아하다 보니 엄마께서 말씀하시길 "숙아, 니는 빵집 공장에 시집가거라"라고 할 정도였다.

먹는 음식이 나를 만든다고 했는데 큰 지병을 가진 건 아니었기에 그냥 그 식습관대로 살았다. 피부는 하얀 편이었지만 피부 기능은 악건성으로 세안을 하면 얼굴이 심하게 당기고, 샤워 후 바디 오일을 바르지 않으면 건조해서 가려웠고, 겨울이 되면 온몸이 건조해 하얀 각질이 일어나 검은 옷을 입기가 꺼려질 정도였다. 주근깨와 기미가 얼굴 광대뼈에 깔려 있으니 누군가는 내게 깨 밭에 엎어졌냐고 놀리기도 했다.

팔뚝과 허벅지에는 일명 닭살이라는 게 오돌토돌 올라와 때밀이 타올로 밀어도 없어지지 않아 늘 고민이었다. 건강 공부를 하면서 그게 대장 독소 때문이라는 걸 알게 되었지만, 그때는 그저 원인을 모른 채 닭살엔 약도 없다고 생각했다. 의료가 발달되고 약 종류가 늘어났지만 아무것도 아닌 닭살이 약으로 없어지는 것이 아니라 대장 독을 없애야 한다는 걸 이제는 안다.

어른이 되어 아토피 피부로 많은 불편함을 겪게 되었다. 얼마나 가려운지 피가 날 때까지 긁어야 긁기를 멈추었다. 자고 일어나면 이불에는 핏자욱과 몸에서 떨어진 각질들의 흔적이 남았다. 양다리에 나오는 진물과 목으로 심하게 올라오는 아토피 증상으로 한여름에도 긴 바지와 목에 스카프를 둘러서 감추며 생활했다.

아토피로 고생하는 주변 사람들이 약을 먹고 바르고 했지만, 조금 좋아지는 듯하다가 다시 더 나빠지는 걸 보고 나는 '다른 방법이 없을까?' 하고 고민하며 찾기도 했다. 생명에 지장이 있는 건 아니었지만 피부로 나오는 보기 흉한 증상이 생각을 움츠러들게 하고, 보여 주기 싫은 피부로 행동도 소극적으로 되니 사회생활이 불편했다. 죽을병은 아니라지만 생각의 질, 삶의 질에 영향을 미쳤다.

건강은 금은보화보다 소중하다. 세상에서 가장 소중한 것이 부모로부터 받은 생명이 아닐까 한다. 우리는 태어나면서 이 소중한 생명을 지키기 위해 많은 노력을 해야 함에도 불구하고 그저 값없이 받았기에 소중함을 잊고 살 때가 많다. 소 잃고 외양간 고친다는 말이 있듯 소중한 것을 잃고 나서 후회하지 않기 위해 건강에 더욱 관심을 두게 되었다.

장이 많이 민감한 편이어서 외부로 이동만 하면 변비로 고생을 했다. 잔변감 없이 시원하게 변을 본 적이 없었다.

거슨 요법으로 커피 관장을 몇 년 넘게 매일 아침, 저녁 두 번씩 장 마사지한다고 생각하고 시행했다. 처음에는 대장에 고여 있던 변들이 쏟아져 나와서 속이 좀 편해져서 커피 관장하느라 준비하는 번거로움도 감내하고 계속 진행했다.

그러다가 1일 장청, 3일 장청 프로그램을 하고는 깜짝 놀랐다. 나름대로 커피 관장으로 장 관리는 하고 있다고 여겼기에 더 이상 나올 것이 없다고 생각했기 때문이다. 어머나 그런데 웬걸? 하루 장 청소 후 다음 날 아침 깜짝 놀랐다. 변기가 넘쳐 두 번이나 물을 내려야 해서 놀랐고, 하수구에서 나는 지독한 악취 같은 냄새로 두 번 놀랐다. '도대체 이것들이 어디에 있다가 나오는 거지?' 배가 쑤욱 꺼져 배가 고플 지경이었다.

커피 관장을 하면 대장에 있는 변만을 자극하여 꺼낸다. 대장 내시경은 들어 보았지만 소장 내시경은 들어 보았는가? 대장 내시경은 가능하지만 소장 내시경은 못한다. 하면 큰일 난다. 대장의 균이 소장으로 유입되면 안 되기 때문이다. 일반적인 장 케어는 대장 케어지만 1일 장청, 3일 장청은 대장과 소장을 함께 케어한다.

7m나 되는 소장의 융모 사이사이에 3~14kg 숙변이 끼여 있고, 대장 1.5m, 직장항문 15cm에 2~7일분의 잔변과 가스가 차 있다. 장청은 장 속의 숙변과 잔변을 빼기 위한 것은 물론이고, 무엇보다 장내 정체된 가스를 빼내는 것이 목적이다. 장의 환경이 나빠지면 냉기(냉증을 유발하는 요인들)가 쌓이게 되는데 숙변, 잔변이 쌓여서 독소를 발생시킨다.

이 독소 중에 대표적인 건 암모니아 가스이지만, 장벽을 건조시켜 순환과 대사를 방해하고, 나아가 장 형태의 변형까지 초래해서 근육에 영향을 미쳐서 체형 변화까지 일으키는 무서운 가스가 있다. 그것이 인돌, 페놀, 스카톨, 황화수소 등이다. 이들은 대표적인 발암물질이기도 하다.

이들이 장에 정체되어 있다면 마치 보일러 배관에 에어(공기)가 차서 온수가 흐르지 못하는 것과 같다. 또한 이들이 가스압에 의해 조직 속으로 들어오면 조직의 대사 기능을 방해하고, 혈관 안으로 들어와서 혈액순환을 방해하며, 뇌로 들어가 원인 모를 두통을 유발하기도 한다.

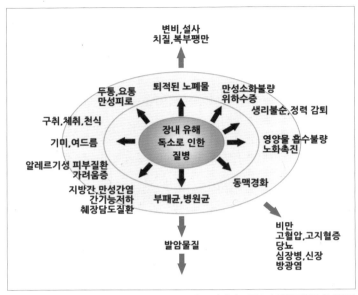

변비, 설사
치질, 복부팽만

두통, 요통
만성피로

퇴적된 노폐물

만성소화불량
위하수증

생리불순, 정력 감퇴

구취, 체취, 천식

기미, 여드름

장내 유해
독소로 인한
질병

영양물 흡수불량
노화촉진

알레르기성 피부질환
가려움증

지방간, 만성간염
간기능저하
췌장담도질환

동맥경화

부패균, 병원균

발암물질

비만
고혈압, 고지혈증
당뇨
심장병, 신장
방광염

〈그림 5〉 장내 가스 독소가 전신 질환을 일으킨다

장청(장 청소)은 이러한 상태를 제거하여 인체 내의 정상적 대사를 회복시키는 프로그램이다. (이후의 '장청'은 내가 하고 있는 '장 디톡스' 프로그램을 말한다.)

장에 똥 독이 많으면 장에서 발생되는 가스들이 혈액을 타고 전신으로 퍼져 영향을 미친다. 장 가스가 어깨로 가면 어깨가 굳고 아프고, 뇌로 가면 원인 모를 두통이 오고, 자궁으로 가면 자궁 질환을 일으키는 주범이 되기도 한다.

장청 후 전신으로 퍼져 있던 가스들이 빠지면서 두통이 사라졌다, 어깨 결림이 좋아졌다, 허리가 편해졌다, 컨디션이 좋아졌다, 피곤함이 사라졌다 등의 다양한 사례를 경험하고 있다.

장청을 하면 하수구가 열리듯이 장 내부와 인체조직에 정체된 것들이 다량 빠져나간다. 이때 체중 감량이 일어난다.

9m나 되는 긴 파이프관인 소장, 대장에 3~14kg의 숙변과 2~7 일분의 잔변, 가스가 빠지니 몸무게 감량이 일어나는 건 당연하다. 배가 먼저 쑤욱 꺼진다.

28세 청년이 1년 사이에 과로와 업무 스트레스로 갑자기 살이 20kg 정도가 쪘다 한다. 이 청년은 장청 1회에 몸무게가 10kg이 감량되고 이중 턱이 없어지면서 얼굴 윤곽이 살아나고, 똥배가 빠지고 나니 아저씨 같던 얼굴에서 잘생긴 청년 얼굴을 찾았다.

하지만 장청은 체중 감량이 목적이 아니라 장내 정체된 잔변, 숙변 및 가스, 비닐막을 제거하여 복부압력을 내려 복부 온도를 높이는 게 목적이다.

나이가 들면 장이 더 무력해져 변비로 고생하는 분이 많다. 또 장내의 독가스는 뇌에 영향을 미친다. 초기 치매로 가족들 이름을 잘 모르던 어르신이 장청 1회에 이름을 다 알 정도로 초기 치매가 회복되기도 했다.

수간호사의 80대 친정어머니께서 심한 변비여서 주기적으로 병원에 모셔 가서 관장을 시켜 드려야 했단다. 하지만 장청 후 변비가 싹 사라지니 병원 가서 관장시켜 드리는 번거로움이 사라졌다고 좋아했다.

상체의 임파 독소들은 목아래 쇄골과 겨드랑이로 빠져나가고, 하체의 임파 독소들은 사타구니 서혜부로 빠져나간다. 임파 독소가 많을수록 그 자리를 누르면 자지러지게 아파 한다. 겨드랑이 임파 독소의 정체로 겨드랑이 부유방이 심해 부유방 수술로도 어려워하던 분이 장청 2번 만에 부유방이 쑤욱 빠져버린 사례를 보면 정체된 임파 노폐물 배출에 장청이 탁월함을 느낀다.

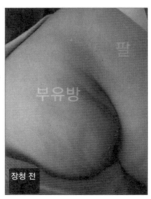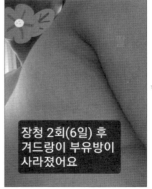

〈그림 6〉 부유방

6. 최고의 명품 화장품은 장청

뱀 독을 마시는 게 빨리 죽을까, 뱀 독을 피부에 바르는 게 빨리 죽을까? 결론부터 말하면 피부에 바르는 게 빨리 죽는다. 피부로 직접 들어오는 독은 해독 과정 없이 전신으로 퍼지기 때문이다.

콧구멍과 입만 빼고 머리부터 발끝까지 비닐을 싸서 막아 버리면 어떻게 될까? 피부를 통한 호흡이 안 되어 숨을 못 쉬어 서서히 죽는다.

장을 뒤집으면 피부다. 피부는 겉으로 드러난 장이다. 장과 피부는 하나이다. 장에 좋은 음식이 피부에 좋은 음식이다. 장(대장)은 배설 외에도 피부호흡을 주관한다. 피부가 건조한 사람은 장이 건조한 사람이다.

외부와 접촉하는 장기는 피부, 폐, 기관지, 장이다. 이 중 외부와 접촉하는 가장 넓은 장기는 어딜까? 바로 장이다. 속 피부인 장의 융모세포를 펼치면 테니스 코트 2배 면적에 달하고, 겉피부 면적의 200배에 달한다.

피부가 지나치게 건조하고 악건성이어서 비싼 오일과 바디용품, 크림 등을 듬뿍 발랐지만 늘 푸석한 느낌이었다. 그런데 장 관리를 꾸준히 하니 건조했던 피부가 촉촉해지고, 부드러워지고, 윤기가 돈다.

장청 후 기분이 좋다. 예뻐졌다, 피부 좋다, 피부 톤이 맑다, 잡티가 없다, 처진 피부가 올라붙었다, 탄력 있다 등 피부 미인 소리를 듣고 있기 때문이다.

장을 관리하는 장청이 최고의 화장품이다. 장 상태가 얼굴 피부에 나타난다. 장이 감정을 조절한다. "똥 씹은 표정하지 마라"라고들 말한다. 장이 똥을 씹고 있으면 안 된다. 얼굴색이 똥색이면 마사지해도 소용없다. 화장으로 변장하는 것이 아니라 장을 바꿔야 한다. 장을 통해 피부는 바꿀 수 있다.

피부를 열었다 닫았다 하며, 몸 내부와 외부 압력을 조정하는 것이 대장이다. 모든 피부 트러블은 대장과 관련되어 있다. 여드름, 알레르기, 아토피, 건선, 증상이 특히 얼굴로 드러난 분들을 보면 참 안타깝다. 피부를 다스리려면 장을 관리하면 된다. 피부에 가장 좋은 최고의 화장품은 장을 깨끗하게 관리하는 장청이다.

먹는 화장품이라고 할 수 있는 장청은 안색이 변하고 피부결을 변하게 한다. 얼굴 라인이 리프팅 되는 화장품이 있을까? 보이지 않는 내부 장 관리를 통해 피부 관리를 하는 장청이야말로 최고의 명품 화장품이다. 장이 건강해지는 만큼 피부가 건강해지고 명품이 된다.

장 미인은 피부 미인, 건강 미인이다.

7. 장 청소를 해야 하는 이유

장청 몇 번 해야 할까? 장청 언제까지 해야 할까? 변비 없는데 장청해야 할까? 매일 변을 보는데 장청 안 해도 되지 않을까?

이런 질문들을 많이 한다. 한마디로 답하면 똥구가 있는 사람이 살아 있는 한 주기적으로 양치하듯 해야 한다. 대변을 잘 본다고 해서 장이 건강하다는 것도 아니다. 장에 독소가 발생되지 않는 사람은 한 사람도 없기 때문에 발생된 독소는 반드시 수시로 빼 줘야 한다.

왜 장청(장 디톡스)은 모두가 해야 할까를 정리하자면, 어린 아이부터 어른, 노인, 환자에 이르기까지 장은 음식물을 소화하는 소화기관이기 때문에, 소화되는 과정 속에서 반드시 찌꺼기가 남게 된다. 그 찌꺼기는 많든 적든 세월 속에서 장벽에 쌓이게 되고, 장내 모세혈관, 장 점막 안쪽 조직들이나 암죽관 등 이런 곳에 쌓이게 된다. 그렇게 되면 결국 장내 혈액순환에 문제가 온다.

장은 음식물의 영양소를 흡수하기도 하지만, 인체는 장 점막을 통해 독소를 몸 안에서 장 안쪽으로 밀어내기도 한다. 그러니 장 점막이나 장 근육을 포함해 장 조직 자체가 항상 건강한 상태를 유지해야 한다.

음식물 소화 과정에 여러 부패 독소가 세포 내에 쌓이게 되면 장 조직의 대사 과정에 문제가 온다. 그러니 어린아이, 어른, 노인, 환자에 이르기까지 정도의 차이는 있지만, 매일 입안을 양치하듯 누구나 시간 날 때마다 장청을 통해 장 건강을 지켜야 한다.

유아, 초·중학생, 수험생, 아토피, 알레르기, 다이어트, 면역 관련에 있어서 장 해독은 건강에 많은 도움을 준다. 단 음식, 군것질, 아이스크림 등으로 인해 요즘 변비와 장이 냉한 아이들이 많아지게 된 것이다. 그로 인해 대변에서 더 악취가 나는 것이다.

나는 장 괜찮다, 변비 없다, 잔변감 없다는 분들조차 대변에서 악취가 나는지를 살펴봐야 한다. 평소 변 보는 데는 문제 없으시다던 분이 장청을 6번할 때까지 별다른 반응이 없다며 본인에게는 별 효과가 없는 것 같다고 말한 적이 있다. 그런데 7번째 장청 후 놀라운 일이 일어났다. 변을 보는데 돌덩이같이 딱딱한 변들이 줄줄이 소시지처럼 매달려 나오는데 너무 딱딱해서 중간에 끊을 수가 없더란다. 다 본 변의 길이가 50cm가 넘게 나왔고 중간중간에 고름 같은 것들이 끼어서 나왔다 한다. 그렇게 한 번 뚫어지고 난 후에도 2개월가량 그렇게 딱딱한 변들이 매일 화장실 갈 때마다 쏟아져 나왔다 한다.

장이 워낙 차가워서 굳어 있거나, 장이 무력한 사람은 한 번으로 안 풀어지는 경우가 10명 기준이라면 2~3명이 있었다. 그럴 땐 뚫어질 때까지 연이어 해야 한다. 다 뚫어지면서 정상적인 리듬 변을 보게 된다.

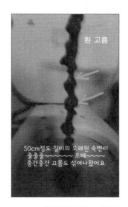

〈그림 7〉 50cm 대변

여러 번 장청으로 해독하면 장벽이 개선되면서 오래된 피부 각질이 벗겨 나가듯 장벽의 건강하지 못한 각질 같은 허물들이 벗겨져 나온다. 우뭇가사리를 가위로 자른 것처럼 나오기도 하는데 얇은 비닐막 같은 것이 나온다. 또 대변이 순대처럼 비닐막이 감싸고 나오기도 한다. 시냇가에 정체된 곳에 끼여 있던 이끼들이 벗겨져 나가는 것처럼 이 장벽의 비닐막이 제대로 벗겨져야 영양소 흡수와 노폐물 배출을 잘하게 된다.

각질이 많은 피부는 각질 제거부터 시켜야 흡수가 잘 된다. 텃밭에 비닐을 덮어 놓고 아무리 좋은 영양제를 뿌려도 흡수가 안 되는 것처럼, 장벽도 비닐을 걷어 줘서 흡수와 배출이 잘 되게 환경을 만들어 줘야 한다.

건강의 뿌리인 장 환경을 깨끗하게 유지하는 게 건강을 유지하는 방법이다. 장청을 한 번 해 보면 변기통들이 깜짝 놀랄 것이다.

'모든 건강은 장에서부터 시작이다.'

'건강의 기초 장 건강이 무병장수의 비결이다.'

4장.

건강해지면
살은 저절로 빠진다

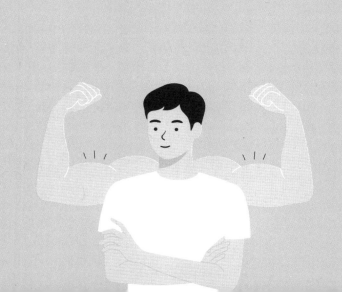

비만의 원인은 복부 냉기 때문이다

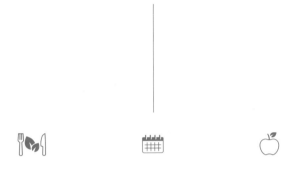

비만은 질병이다. 질병은 건강을 잃은 상태이다. 건강을 잃었다는 것은 생명력, 생기生氣를 잃었다는 것이다. 생기는 체온이다. 결국 모든 질병은, 전체 또는 부분의 체온이 '건강 유지'의 '기본 체온'을 잃었을 때 전체 또는 부분에 오는 것이다. 그러므로 질병은 저체온이요, 특히 복부 냉기인 것이다.

복부의 온도는 인체 중심부의 온도이며, 에너지(氣)의 원천이며, 인체의 상하와 '사지 말단(四肢末端)'의 체온을 관장한다. 건강 회복은 생기의 회복이요, 복부 온도(복강의 온도)의 회복이다. 비만은 건강을 잃은 상태다. 살을 빼면 건강해진다? 아니다. 건강해지면 비만증의 살은 저절로 빠진다.

모든 생명체는 그 내부의 체액의 흐름에 영향을 받는다. 체액의 흐름은 온도와 체액의 질(質)에 의해 결정되고, 그 질은 소화 대사에 의해 결정된다. 그리고 소화 대사는 위와 장의 온도에 의해 영향을 받는다.

소화에 관여하는 소화효소는 37~40도에서 가장 활발하다. 만일 복부 온도가 내려가 음식이 장에서 부패가 일어나면 독소가 발생하고, '불량 소화'된 물질이 체내로 흡수되어 혈액을 비롯한 체액이 탁해진다.

한편, 인체는 차가워진 위와 장을 비롯한 복강내부의 장기를 보호하기 위해, 이러한 찌꺼기를 모아 지방으로 만들어 복부 내장지방과 복부 피하지방을 만들게 된다. 이것이 비만의 시초가 되는 것이다.

이러한 현상이 원인 개선 없이 시간이 지나면서 계속된다면, 임파액의 흐름이 정체되고, 만성적인 부종이 따르게 되어 얼굴이 커지면서 일명 복턱이라고 하는 이중 턱이 생기게 된다. 여성들의 바람인 V 라인이 없어지게 되는 순간이다.

바람과 해, 누가 나그네의 옷을 벗길까

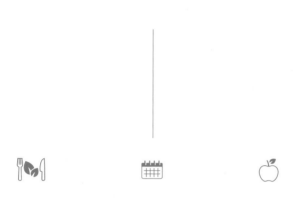

이솝우화 이야기를 해 보자. '햇님과 바람' 이야기다.

어느 날이었습니다. 하늘에서 해와 바람은 서로 친구였지만 경쟁심도 만만찮아 서로 자신이 더 힘세다고 말다툼을 벌이기도 했습니다. 그러던 중 길을 가고 있는 나그네를 발견하자, 해와 바람은 나그네가 입고 있는 외투를 먼저 벗기는 쪽이 승자라고 합의를 보았습니다.

해는 구름 뒤로 숨었고, 먼저 바람이 시작했습니다. 바람이 자신만만하게 "휙~" 하며 강한 칼바람을 날리자, 나그네는 갑작스러운 추위와 센 바람에 손으로 옷을 단단히 움켜잡고 놓치지를 않았습니다. 바람은 더 센 바람을 날렸지만, 나그네는 더 단단히 외투를 움켜 잡을 뿐이었습니다. 결국 힘을 다 쓴 바람은 결국 지쳐 포기했습니다.

이번엔 구름 뒤에서 나온 해가 나섰습니다. 해가 따뜻하게 햇볕을 나그네에게 내리비추자 나그네의 몸이 따뜻해지면서 나그네는 포근함을 느꼈습니다. 해가 더 따뜻한 기운을 불어넣자, 나그네는 외투의 단추를 풀었습니다. 그리고 더욱 강해진 햇살에 땀이 날 정도로 더위를 느껴 마침내 나그네는 외투를 벗어 손에 들고 길을 갔습니다.

비만이 이렇다고 보면 된다. 뱃속이 따뜻해지면 우리는 체지방이라는 두꺼운 옷을 스스로 벗게 되는 것이다.

하지만 수많은 다이어트(체중 조절) 프로그램들이 바람처럼, 그것도 매섭고 혹독한 칼바람처럼 강제로 체지방이란 옷을 벗기려 한다. 과도한 운동과 물 마시기, 굶주림에 지친 인체는 생기를 잃고 차가워져 가는 체온을 유지하기 위해 체지방을 태워서 살아남으려고 한다. 드디어 전쟁의 시작이다. 그래서 세계보건기구에서도 '비만과의 전쟁'이라고 선포한 것이다. 전쟁이 끝난 후, 즉 일반식으로 돌아간 후 더욱 차가워진 우리 몸은 더 두꺼운 체지방 옷을 입게 된다. 이른바 '요요현상'이다.

자발적인 것은 순응이고, 순응은 근본적인 변화인 것이다. 하지만 강제는 반발심을 낳게 되고, 기회만 주어진다면 원래대로 돌아가 더욱 단단히 지키려고 하는 것이 '생존의 법칙'임은 다 아는 사실이다.

체중 조절은 우리 몸이 현재의 체온에 맞춰서 스스로 하는 것이다. 마치 체형에 따라 옷을 맞추듯이!

최고의 전신 성형, 칼을 대지 않는 수술, '행복한 3일 몸청'

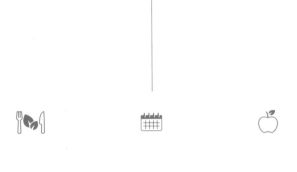

우리 몸은 원래대로 돌아가고 싶어 한다. 하지만 길이 없으면 갈 수가 없듯이 환경이 주어지지 않으면 돌아갈 수가 없다.

외형의 변화를 위해 성형수술을 한다. 사고로 훼손된 정형수술과는 다른 의미다. 그것이 어디이든 간에 반드시 크고 작든 부작용이 남게 된다. 외부는 그렇다고 치자. 내부는 어떻게 할 것인가? 더욱 미세한 혈관과 같은 조직은 어떻게 할 것인가?

인체는 외부이든 내부이든 스스로 환원시킬 수 있다. 창조주는 생명체를 어설프게 창조하지 않았다. 사람이 무언가를 만들거나 창작을 할 때, 사랑과 정성과 지혜로 하듯이 창조주는 더욱 그랬을 것이다. 그래서 자연은 완벽한 것이다.

인체 내부에는 충성스럽고 부지런하고 완벽해서 믿을 만한 의사와 일군들이 있다. 이들은 우리 몸의 '회복의 주체'가 된다. 백혈구, 리소좀, 효소, 기타 면역에 관련된 세포들이 바로 그들이다. 이들이 활발하게 활동할 수 있는 것은 칼로리 제한과 적정한 체온 유지 그리고 충분한 미네랄 공급이다.

이들은 칼로리 재생산과 우리 몸의 회복에 따라 불필요해진 체지방세포들이 스스로 축소되거나 자살하게 하고, 손상된 세포, 병든 세포, 수명을 다한 세포, 암세포와 같은 유전자 변형 세포들을 자살하게 한다(아포토시스). 그리고 그 시체를 먹어 치워 재활용한다(포식 활동). 그렇게 하여 그 빈자리는 줄기세포의 활성화에 의해 원상 복구된다(효소 활동).

한편으론, 세포 내부의 노폐물을 정화시켜 세포의 기능을 회복시키고(오토파지), 세포와 세포 간의 노폐물 등을 청소하여(포식 활동), 세포 내의 대사와 세포 간의 신호 소통을 회복시킨다.

또 혈액과 임파액의 노폐물을 처리하고, 막힌 혈관과 임파관을 복구시켜 순환 시스템이 회복된다(포식 활동). 뿐만 아니라 세균, 바이러스, 기생충 등 외부 침입자들을 공격해서 인체를 보호하게 된다(방어 활동).

이렇게 하여, 이들의 활동에 의해 인체의 모든 시스템이 보호되고 유지, 복구, 재창조되게 된다. 이른바 칼을 대지 않는, 완벽하고도 초정밀한 수술이다.

다시 정리하자. 앞서 서술했듯이 백혈구, 리소좀, 효소, 기타 면역에 관련된 세포들이 수술 없이 건강을 회복시키는 주체라고 했다. 또 '칼로리 제한'과 '적정 체온 유지'야말로 이들을 일하게 하는 원동력이라고 했다.

그렇다면 어떤 방법으로 이들을 효율적으로 깨워 낼 것인가? 그래서 레시피를 짜서 몸에 적용한 것이 자칭 '몸청'이라는 프로그램이다.

체액 순환 장애의 근본은 복부압력(위장관의 압력)이다. 이것을 발생시키는 것은 소장과 대장 속의 숙변, 잔변, 가스이다. 이것들이 제거됨으로써 인체 내부의 조직과 장기가 편안하게 되어 '장기 호흡(장기 진동)'이 원활하게 되는 것이다.

바로 이 순간부터 우리 몸의 놀라운 '자연 치유력'이 활성화된다. 자연 치유력이 활성화된다는 의미는 체액의 정화(백혈구 포식 활동), 세포의 자기 정화(오토파지), 세포자살(아포토시스) 등이 활발하게 작동됨을 의미한다.

이러한 프로그램에 의해 세포 간의 소통과 기능 복구, 세포 내 자가발전 능력 증가로 내부 체온이 상승한다. '나그네'의 외투를 스스로 벗게 하는 원동력이 여기서 나오게 된다.

'몸청' 프로그램은 이러한 작용을 극대화시킬 수 있도록 레시피와 보조 프로램으로 구성되어 있다. 딱 3일 동안만 하는 것이다. 3일 만에 몸의 기적 같은 변화를 경험할 것이다. 칼로리 소모를 위한 추가적인 운동은 하지 않는다. 그저 일상적인 활동 속에서 하면 되는 것이다. 이때 갈증 없는 '물 마시기'는 금지한다. 배고프지 않다. 단지 약간의 '먹는 것'의 즐거움이 그리울 뿐이다.

장과 위가 비워지면서 맑은 정신과 모처럼 자신의 몸을 위해 스스로 희생과 봉사를 하고 있다는 짜릿한(?) 희열감을 맛보는 행복한 3일이 될 것이다.

어떤 기적이 일어날까

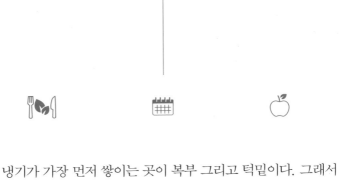

냉기가 가장 먼저 쌓이는 곳이 복부 그리고 턱밑이다. 그래서 냉기가 가장 먼저 빠지는 곳도 복부이고 턱밑이다. 냉기가 복부에서 먼저 빠지면서 뱃살이 빠지고, 뱃살이 빠지면 턱살은 저절로 빠지게 된다. 뱃살과 턱살은 비례한다. 즉 S 라인과 V 라인은 동시에 일어난다. 다시 말하자면, 가장 먼저 몸의 라인이 살아난다는 것이다.

배가 차가워지면 간 기능도 떨어지고 뼛속(골수)도 차가워진다. 간이 약해지고 골수까지 냉기가 들어가면 골수의 조혈(造血) 작용도 약해진다. 빈혈인 사람들의 공통적인 양태(樣態)이다. 억지로 물 마시고 과도한 운동을 하고 일반식을 제한함으로써 미네랄 결핍이 오면 복부는 더욱 차가워진다.

15분 정도만 뛰어 보라. 상체와 뇌는 혈압이 상승하면서 열이 나지만 복부는 벌써 차가워져 있다는 것을 알게 될 것이다.

잘못된 다이어트는 오히려 조혈 기능을 떨어뜨려 빈혈을 유발한다. 하지만 올바른 건강법을 통한 다이어트는 복부 냉기를 제거하여 조혈 기능을 높여서 오히려 빈혈이 개선된다. 즉 혈액량이 늘어나는 것이다.

어린아이의 세포는 함수율이 높지만(75% 이상), 나이가 들면서 점점 낮아져 고령자는 60% 이하로 떨어진다. 뱃속의 냉기가 빠지고 충분한 미네랄이 공급되면 세포는 젊어지게 된다.

올바른 건강법을 실천하면서 하는 다이어트는 세포의 함수율을 높여 각각의 세포의 무게가 증가한다. 이렇게 되면서 피부는 자연스럽게 리프팅이 되고, 노폐물들이 빠져나가 피부 트러블이 개선된다. 활력과 탄력을 갖게 될 뿐만 아니라, 속 피부도 촉촉하고 매끄러워지는 것이다.

3일 만에 경험하는 기적이다!

아프면 입을 닫고 3일 단식하라.
왜 3일인가?

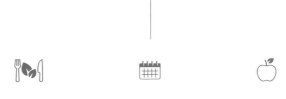

아프면 일단 굶어라. 초기 감기는 즉시 낫는다. 외과적 상처도 회복이 빠르다. 칼로리 제한은 우리 몸을 리셋(reset)되게 한다.

소화를 시키는데 소용되는 칼로리가 체력의 1/2이라고 한다. 그 에너지를 치유의 에너지로 전환하는 것이다. 단기간의 절식(切食)은 우리 몸의 저장 영양소를 재료로 하여 빠르게 몸을 회복시킬 수 있다.

야생동물들도 아프면 물마저도 먹지 않고 체온을 유지하면서 스스로를 치유한다. 심지어 식물도 그렇다. 아프면 잘 먹어야 낫는다는 것은 사람의 생각이지, 자연의 이치는 아닌 것이다. 한편, 우리 몸이 회복의 변곡점에 이를 땐 언제 그랬냐는 듯 식욕이 생기게 됨을 경험했고 보아 왔을 것이다. 최고의 의사는 자연의 이치에 맞는, 사람의 생각으로 자연의 이치에 어긋나지 않는, 올바른 방식에 의한 단식이다.

왜 3일인가? '3'이라는 숫자는 동서양을 불문하고 고대로부터 지금까지 '새로운 시작', '과거와의 단절', '완전성', '안정감', '복(福)의 시작', '결단' 등을 의미하고 있다. 삼짇날, 제비가 돌아온다는 날, 겨울의 무거움을 떨치고 새로운 생명의 봄맞이하는 날이다. 진달래꽃으로 화전을 부쳐 먹는 날도 이날이다. 음력으로 3월 3일이다.

삼세판, 삼발이, 삼년상, 삼신제, 삼우제, 鼎(솥정, 다리가 셋인 안정된 솥을 형상화), 삼겹줄 등 수없이 많다. 성경에도 삼위일체, 삼일 만의 부활 등 많은 '3'과 관련된 사건들이 있다.

태아가 양수(양수) 속에서 탯줄로 먹다가 출산되면 이제부터 혀와 입술로 젖을 빨아먹어야 된다. 과거와의 단절과 새로운 시작인 것이다. 이때 새로운 시작을 위한 과거 청산이 필요하다. 그래서 어머니 젖이 3일이 지나야 나오게 된다. 그동안에는 끓인 소금물을 먹게 하면 10개월 동안 탯줄로 먹어 쌓였던 '태변'이 나오게 된다. 만일 이 태변이 이 시기에 완전히 나오지 않게 되면 건강한 삶을 기약할 수 없게 되는 것이다.

태아는 출산 후 먹지 않아도 2주 동안 생존할 수 있다고 한다. 창조주는 삼라만상을 허투루 짓지 아니했고 그곳에 놀라운 지혜를 숨겨 놓았음이 느껴지는 내용이다.

3일을 단식하는 동안에 뱃속의 온도가 올라가면서 우리 몸은 다시 태어난다. 하지만 3일을 넘기면 소장의 움직임이 줄어들어 오히려 온도가 내려간다. 칼로리 제한 기간을 늘리면 체중 감소의 효과는 증가하겠지만 복부의 냉기는 더 심해져서 '요요현상'은 이미 예정된다.

3일 단식의 성경적 근거를 찾아보자.

이스라엘 백성은 홍해를 건너 광야에 이르렀다. 그곳에서 사흘 길을 갔으나 물을 얻지 못하고 4일째 마라에 이르게 된다. 그러나 그곳의 우물이 써서 마실 수가 없었고 백성들이 모세를 원망했다. 모세는 하나님께서 지시하신 나무를 물에 던지매 물이 달라져서 마실 수 있었다. 4일째 물을 마셨다.

올바른 3일 단식은 과거의 몸과의 단절이다.

건강은 운동에 있는 것이 아니라
내가 먹는 음식에 있다

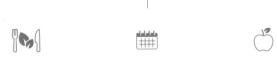

건물이 자재로 만들어지듯이 우리의 몸은 매일 먹는 음식으로 만들어진다.

1. 음식의 종류

음식의 종류는 음식의 질을 말한다. 신체는 근본적으로 기본 구성단위인 세포들의 결합으로 되어 있다. 음식의 종류는 곧 음식의 질을 말하고, 이것은 세포의 영양 상태를 결정한다. 건물로 말하자면 자재(資材)의 질에 해당된다. 흑벽돌이냐 적벽돌이냐, 콘크리트냐 철근콘크리트냐, 목조건물이냐 철조건물이냐 등을 결정하는 요인인 것이다.

2. 음식을 먹는 방법

음식을 먹는다는 것은, 소화를 시켜서 영양소가 되는 물질을 분자 단위로 쪼개서 줄기세포의 먹이가 되어 세포 분열을 하기 위한 행위이다. 또한 그것으로 손상된 세포를 보수하고 복구시키며, 수만 종의 효소들이 필요로 하는 물질을 만들기 위한 작업이다. 결국 같은 음식을 어떻게 먹느냐에 따라 음식 속의 영양소가 충분히 흡수되느냐 그렇지 못하느냐가 결정되는 것이다.

건물을 지을 때 자재들이 충분히 공급되어도, 잘 다듬지 못하고 사용된다면 공사 마감이 거칠어지고 자재 낭비가 심할 것이다. 다듬어지지 못하거나 치수가 맞지 않는 자재는 건물의 미관과 내구성에 문제가 생길 것이다.

3. 음식의 양과 먹는 횟수

질병이 육신의 지나친 게으름으로 인한 자극 부족 또는 과로에서 오듯이, 건강은 적절한 활동과 과로를 일으키지 않는 생활 습관에 있다. 과로에는 골격근 과로, 신경근 과로, 내장근 과로가 있는데, 이것들은 서로가 서로에게 피로물질을 전달하여 부정적 영향을 미치게 된다.

어떤 과로든지 휴식을 통해서 '회복'된다는 것은 상식이다. 골격근 과로는 육체적 휴식, 신경근 과로는 정신적 휴식으로 회복되는 것이고, 내장근 과로는 소화기 휴식, 즉 칼로리 제한을 통한 소화기관의 휴식을 통해서 회복된다.

과식과 잦은 간식, 폭식으로 인해 우리 소화기관은 지쳐 가면서 소화기의 체력이 떨어지는 것이다. 체력 저하는 곧 체온 생산력의 저하를 말하는 것으로 만성적인 복부 냉기의 원인이 된다.

한국생명공학연구원의 권은수 노화융합연구단 박사 연구팀은 탄수화물의 하나로 생물체 에너지원으로 사용되는 글루코스의 과도한 섭취는 노화를 가속화한다고 밝힌 바 있다. '소식 장수'라는 말을 되새김하자.

최고의 옷발은 몸매다

 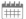

옷발은 어깨와 허리 그리고 엉덩이의 비율과 척추의 형태, 상반신과 하반신과의 비율에 따라 달라진다고 한다. 그중에서도 단연, 복부 비만에 의한 허리의 굵기가 가장 큰 영향을 끼친다고 할 수 있다. 복부 비만은 신체 각 부위의 비정상적인 치수의 변화를 불러온다.

태생적 요인에 따라 인체 각 부위의 비율은 다르다. 따라서 각각 본인 체형에 맞는 옷발을 연출하면 그 자체가 아름다움이 된다. 하지만 잘못된 식습관에 의한 복부 비만은 타고난 옷발을 무너뜨리게 된다. 옷발의 시작도, 끝도 복부 비만도의 정도이다. 복부 비만도가 곧 몸매다. 몸매가 옷발인 것이다.

지방흡입술의 문제점

뇌는 인체의 지방 총량을 기억하고 있다. 만일 외부에서 뇌가 인식하지 못한 상태에서 강제적으로 지방을 제거했다면 뇌는 즉시 그것을 복구하기 위해서 내장지방을 급속하게 합성해 낸다. 그리고 이것을 서서히 피하지방으로 이동시킨다. 그렇기 때문에 잘못된 다이어트보다도 더 빠른 요요현상이 나타나게 되고, 그것도 가장 위험한 내장지방형 비만이 심화되게 된다.

체지방은 뇌가 스스로 버려야 요요현상이 나타나지 않는다는 것을 기억하자. 내부 체온이 올라갈 때 뇌는 스스로 불필요한 지방을 버린다.

행복을 찾아 주는
1박 2일 건강 힐링 캠프

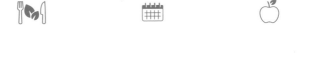

나는 내가 알고 있는 '올바른 건강법'의 바른 이해를 돕기 위해, 매월 1~2회에 걸쳐 자체적으로 힐링 캠프를 운영하고 있다. 1박 2일로 운영되는 이 프로그램에서는 평소의 식습관을 통해, 냉기가 생기지 않는 식사법과 냉기를 제거하는 식사법을 강의한다. 왜 올바른 건강법이 자연스런 건강법인지에 대해 이해를 돕는 프로그램이다.

척추가 틀어지면 모든 골격이 연쇄적으로 틀어지게 된다. 아픈 만큼 틀어져 있고 틀어져 있는 만큼 아프게 된다. 평소의 자세 습관에 의해 척추와 골반이 틀어지지만, 복부 냉기와 관절의 냉기, 근막(뼈와 근육 사이, 근육과 근육 사이)의 냉기로 인해서도 그 영향을 받게 된다. 복강(腹腔) 내부의 좌우 온도 차는 척추를 지탱하는 좌우 근육의 경직도를 달라지게 하여 경추를 비롯한 등과 허리, 골반, 고관절의 각도까지에도 영향을 미치게 되는 것이다.

이 프로그램은 일상생활 속에서 할 수 있는 편리하고도 쉬운 자가 운동법을 배워 생활 속에서 건강을 찾아갈 수 있게 도와주는 유용한 프로그램이다. 1박 2일의 짧은 시간 속에서 복부, 관절, 근막의 냉기를 빼내어 척추를 바로 세우는 데 도움이 되는 운동을 익힐 수 있는 시간이 될 것이다.

20년 가까이 진행되어 온 프로그램인 만큼 체험자들을 통한 입소문으로 입소 신청이 들어온다. 하지만 공간의 한정과 진행 상의 여건 때문에 많은 인원을 수용할 수 없어 공지(公知) 후 짧은 시간 내에 마감이 되는 실정이다. 금요일에서 토요일에 걸쳐 진행되니 자신의 건강을 위해서라면 휴가라도 내서 참석하기를 권해 본다.

고작 1박 2일 동안에 변해 버린 자신의 복부 둘레와 턱 라인, 피부 톤을 보면서 놀라고 그리고 불편했던 곳의 통증 완화를 체험하면서 좋아하는 사람들을 보면서 나름대로 보람을 느끼며 진행해 오고 있다.

5장.

아파야 낫는다

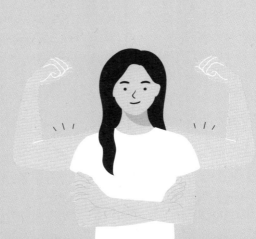

아플 만큼 아파야 낫는다

우리 몸은 원래대로 유지하려는 항상성을 갖고 있다. 내 몸에 이상이 생겼을 때 아무 반응을 느끼지 못한다면 어떨까? 아픔을 느낄 수 없다는 게 좋은 일일까?

아주 오래전에 나환자촌 섬에 건강상담을 갈 일이 있었다. 외부 사람들은 꺼려 잘 오지 않는다는 곳이었다. 나환자 가족분들이 군락을 이루어 생활하고 있었는데 눈망울들이 참 순수해 보였다. 통증을 느끼지 못해 살이 썩어 문들어져 가도 아픔을 느끼지 못하니 몸을 아끼지 않고 쓰게 되고, 살이 썩어도 몰라서 방치해 두다 보니 신체는 더욱 파괴되어 가는 나병환자들을 보고 참 많이 안타까워 했던 기억이 있다.

나병이 무서운 것은 이 아픔을 느끼지 못하는 거라 했다. 아픔이 또 하나의 축복이란 걸 그때 느꼈다.

아픔을 느낄 때 뇌에서 알아차리고 아픈 곳을 회복시키기 위해 지원병들을 보낼 수 있다.

'내게 일어나는 모든 일은 나를 더 좋게 하기 위한 것이다.'

내 몸에 일어나는 모든 반응은 나를 살리기 위한 신호이고, 회복시키려고 하는 몸부림임을 이해한다면 아픔을 감사로 받아들이자. 우리가 해야 할 일은 이러한 자연 치유력이 발휘되도록 돕는 것이다.

우리 몸의 3대 자연 치유 현상은 열, 통증, 염증으로 나타난다. 만약 해열제, 진통제, 소염제의 약이나 주사를 맞아 불편한 증상을 잠시 가라앉힌다 해도 원인 제거가 되지 않았기에 다시 병은 나타나게 된다. 아픈 부분을 수술로 도려내었다 해도 금방 아픔이 없이 다 나은 게 아니다. 반드시 수술의 마취가 풀어지면서 통증의 시간이 지나가야 한다. 회복의 아픈 시간을 거쳐야 하는 것이다.

다시 한 번 돌아보자. 아픔을 느낀다는 건 살아 있다는 증거이니 감사할 일이다. 아픔이라는 것은 회복하기 위한 우리 몸의 몸부림이다. 우리 몸은 낫고 싶어 한다. 아픈 만큼 성숙한다. 아파 야 낫는다.

긴 대나무가 자랄 때 더 높이 더 튼튼히 잘 자라기 위해 중간중 간 마디의 성장통을 지나간다. 대나무도 아픈 만큼 쑥쑥 자라는 것처럼 아이들이 자랄 때도 성장통을 겪는다. 아픔은 성장이다.

또한 내 몸이 아픈 이유는 치유를 위한 신호이고 과정이다. '통 (痛)은 통(通)하기 위함이다.' '아프면 뚫린다'는 뜻의 전통의학 격 언이 있다. 이를 '아파야 낫는다'는 뜻으로 해석해 본다.

병이 나타나는 과정으로 보면 급성 → 아급성 → 만성 → 퇴행 성 → 말기로 나타난다. 급성과 아급성일 때 아픈 통증을 심하게 느끼다가 통증이 무뎌지면서 만성, 퇴행성으로 가면 내 몸이 아 픔에 적응하고 아픔을 인정하다가 말기까지 가게 된다.

그러다 몸이 회복되기 위한 일들을 하면 단계별로 거꾸로 거 치게 된다. 말기 → 퇴행성 → 만성 → 아급성 → 급성 → 회복. 과정을 거치는 동안 호전 반응들이 나타난다. 어떤 여성분이 몸 이 호전되는 과정에서 아팠던 순서대로 반응이 나타나고, 수술 을 7번 했는데 수술한 순서대로 그 부위에 반응이 나타나기도 했다.

집안을 리모델링하려고 뒤집어 청소하는 과정에 어찌 먼지가 나지 않을까? 가라앉아 있는 구정물을 청소하려고 뒤집으면 어찌될까? 온통 난리가 나는 건 당연하다. 그게 호전 반응이다. 뒤집어 청소하는 과정이 불편하거나 더 더러워진다고 생각하고 청소를 그만두면 어찌될까? 다시 구정물로 가라앉게 된다. 호전 반응은 몸이 깨끗하게 치유되는 과정이니, 호전 반응이 나올 때마다 '구석구석 청소하고 있구나' 생각하고 호전 반응을 즐겨 버리는 게 좋다.

몸은 참 신기하다. 과거를 다 기억하고 다 내뱉어 버린다. 사람과 상태에 따라 심하게 나타나는 사람, 못 느끼고 지나가는 사람, 약간 반응이 나타나는 사람, 찔끔찔끔 나타나는 사람 등 각양각색이다. 우리 몸을 리모델링하는 과정에서 일어나는 호전 반응이다. 이것을 다른 말로 명현 반응이라고도 한다. 아픈 만큼 아프고 거쳐야 하는 과정이다. 이 과정을 거치고 나면 환골탈태가 된다.

공복을 즐겨라, 통증을 즐겨라

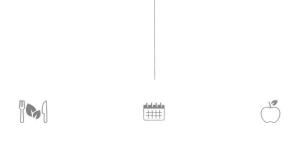

공복감은 면역세포를 깨우는 기상나팔이자, 자연 치유력을 활성화시키는 촉진제다. 공복감을 느끼기 시작할 때, 우리 몸은 내부 청소부인 백혈구에 의해 정화되기 시작한다. 꼬르륵 소리 한 번 날 때 내부 청소부 백혈구가 청소하기 시작하고, 꼬르륵 소리 두 번 날 때 피가 깨끗해진다. 꼬르륵 소리가 세 번 날 때는 용종, 반생반사 세포, 암세포를 뜯어먹기 시작한다.

배고픔은 통증의 한 종류다. 공복을 즐겨라! 통증은 우리 몸의 세포에 보내는 구조 신호다. 진통제는 그 신호를 방해하는 차단제다. 통증을 통해 뇌는 구조 물품을 분석하고 필요한 곳에 지원한다. 우리 몸은 통증을 통해 복구·회복된다. 통증을 즐겨라!

당신만 모르는 자연 치유 호전 반응들

체온이 올라가고 순환이 뚫리는 과정에 몸이 회복되면서 가장 많이 호소하는 호전 증상으로 다음의 예시를 들 수 있다.

감기 증상(이때 감기약 드시지 마세요), 전신 몸살감기 증상, 위통, 복통, 두통, 어지러움, 심장 벌렁거림, 심장·답답증, 관절 통증, 가래, 기침, 콧물….

좀 더 상세히 정리해 보자면, 아래의 내용은 현재의 상태이거나 '과거의 병력'과 관계해서 나타난다.

▶ 장이 특히 안 좋은 분

－변 모양과 색의 변화

- 변비 개선

- 가스 증가

- 설사

- 배변 시 출혈

- 장의 통증과 거북함

▶ **위장이 안 좋은 분**

- 속 메스꺼움

- 속 쓰리거나 거북함

- 속 뒤틀림

- 구토

- 심한 두통 호소

▶ **심장 기능에 문제 있는 분**

- 심장이 벌렁벌렁 두근두근거림

- 심장이 쪼여 가슴 답답함을 느낌

- 얼굴 홍조

- 눈 충혈

- 손발의 작열감

- 심신의 편안함

▶ 머리 혈액순환에 문제 있는 분

  − 두통

  − 졸림과 하품

  − 숙면

  − 일시적 어지럼증

  − 뇌암이시던 분에게 두통이 심하게 나타났음

▶ 산성 체질인 분

  − 졸림과 하품

  − 극도의 피곤함 또는 피로 회복으로 인한 상쾌함

  − 가려움증

  − 감기 증상

  − 미열

▶ 눈에 문제 있는 분

  − 눈 침침함

  − 눈곱

  − 눈물

  − 눈 가려움증

▶ 뼈와 관절 및 전신에 냉기가 심하신 분

  − 관절 및 근육통

  − 뼈와 관절 시림

  − 뼈, 관절, 근육통, 뼈 마디마디 찾아가며

  − 등과 뒷머리 부분의 시림 증상

▶ 이비인후에 문제 있는 분

  − 콧물

  − 기침

  − 가래

  − 각혈

▶ 간에 문제 있는 분

  − 불면

  − 피부 가려움증, 뾰루지

  − 심한 피로감

  − 눈 충혈

  − 근육의 뻐근함

▶ 아토피, 알레르기, 천식 있는 분

- 피부 가려움

- 두드러기

- 심한 기침

▶ **신장이 약하거나 안 좋으신 분**

- 부종

- 통증이 있던 부위의 통증 완화

- 통증이 없던 부위에 통증 발생

- 안 좋았던 부분에 일시적 통증

▶ **부인과적 문제 있는 분**

- 하혈

- 일시적 생리 현상

- 분비물 증가

▶ **혹, 근종, 암**

- 혈변, 혈뇨

▶ **기타 막혔던 부분이 뚫어진 분**

- 짧은 수면인데도 컨디션 회복

- 성적 욕구 증가
- 벌레가 기어가는 느낌
- 소변 불리 개선(소변이 쉽게 나오지 않는 현상, 방광이 약하거나 전립선비대일 경우에 나타난다)
- 소변 증가 등 각자의 몸 상태에 따라 다양한 증세가 나타날 수 있다.
- 이가 시리다는 기분은 짧게는 2~5일, 길게는 1개월 정도 나타날 수 있다. 간혹 길어지는 경우와 늦게 나타나는 경우도 있다.

가장 기억에 남는 호전으로는, 갑자기 코피를 3일 동안 흘리신 분들이다. 덩어리진 코피를 국사발로 한 사발씩 3일 동안 쏟아 내서 놀라서 병원에 갔더니 아무 이상이 없고 뇌에서 터질 것이 코에서 터져서 다행이라고 하시더란다. 피를 그렇게 쏟아 냈는데도 어지럼증은 없고 오히려 머리가 맑아지는 느낌이라 했다. 예전에 뇌경색으로 한 번 쓰러진 경험이 있으셨던 분들이다.

이런 대청소 기간이 지나고 나면 리모델링된 몸으로 탄생된다. 살아 있는 한 크고 작은 호전 현상은 알게 모르게 반복되어지면서 좋아진다.

6장.

자세를 보면
건강이 보인다

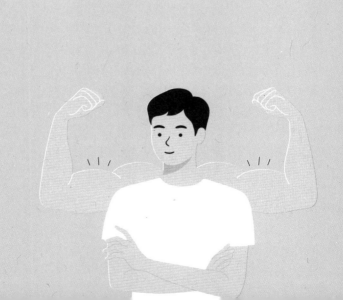

내 몸의 좌우 각도의 균형을 잡아라

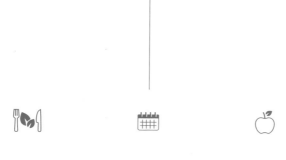

건강한 사람은 체형이 바르고 체형이 바른 사람은 건강하다. 내 몸이 얼마나 틀어져 있을까? 다음은 틀어진 몸 자가진단 체크 리스트다.

- 편안히 누운 상태에서 두 다리 길이가 다르다.
- 바로 서 있을 때 양손의 길이가 다르다.
- 바지를 입었을 때 앙쪽 밑단 길이가 다르다.
- 스커트를 입으면 한쪽으로 잘 돌아간다.
- 웃거나 말할 때 입꼬리 위치가 삐뚤다.
- 양 눈썹 높이가 다르다.
- 한쪽으로만 항상 가방 메는 습관이 있다.

- 씹을 때 한쪽으로만 씹는 경향이 있다.

- 턱 고이고 앉는 습관이 있다.

- 브래지어 끈이 한쪽으로만 자꾸 흘러내린다.

- 항상 다리 꼬고 앉는 습관이 있다.

- 무릎 선 위치가 다르다.

- 한쪽 어깨가 올라가 있다.

- 옆으로 자거나 엎드려 자는 게 편하다.

- 신발 뒷굽 닳는 높이가 좌우 다르다.

- 사진 찍어 보면 고개가 갸우뚱해 있다.

- 다리가 O다리, X다리로 벌어졌다.

한 개라도 해당되면 몸이 삐뚤어져 있는 것이다.

척추를 바로 세우는 사소한 습관

1. 척추가 바로 서야 건강이 바로 선다

숨 쉬는 거 말고 제일 급한 일이 뭘까? 아마 대소변 보는 일일 게다. 그다음으로 집안 기둥 세우는 척추를 바로 세우는 일이다. 기둥이 바로 서야 내 몸이 바로 선다.

매월 1박 2일 건강 힐링 캠프를 12년째 진행하고 있다. 참석하시는 분들을 반듯하게 선 자세로 앞면, 옆면, 뒷면의 전신사진을 찍어 보면 몸의 좌우 균형을 확인해 볼 수 있다. 많은 사람을 관찰해 보니 아픈 사람치고 자세가 반듯한 사람이 없었다.

캠프 때 운동 시작 전 제일 먼저 테스트해 보는 것이 있다. 1분

동안 하는 제자리 걷기 테스트이다. 체크 리스트는 다음과 같다.

- 맨 먼저 매트 위에 자신이 선 위치를 확인한다.
- 위치 확인 후 제자리에 반듯하게 선 채로 눈을 감는다.
- 눈을 감은 채 1분 동안 제자리걸음을 걷는다. 이때 규칙은 1분 동안 절대 눈뜨지 않는 것이다.

이 테스트로 손쉽게 자신의 몸 좌우 밸런스를 알아볼 수 있다.

눈을 뜨고 제자리걸음을 할 때는 방향 감각이 있어 몸의 균형을 잡고 반듯하게 걷는다. 그렇지만 눈을 감고 걸으면 방향 감각이 없는 상태에서 걷게 되니 틀어진 몸 상태의 움직임이 그대로 나타난다.

눈 감고 제자리 걷기 1분이 지나서 눈을 떠 보면 여기저기서 신기해 하며 웅성거리고는 웃는다. 분명 자신들은 똑바로 걷는다고 걸었는데 열이면 열 처음 섰던 그 위치를 다 벗어나 있기 때문이다. 좌우 균형이 완벽한 사람이 없다는 뜻이기도 하다. 섰던 자리에서 앞으로 걸어 나온 사람, 오른쪽으로 틀어져 걷는 사람, 왼쪽으로 틀어져 걷는 사람, 심지어 위치가 뒤로 물러나 있는 사람 등 다양하게 나타난다.

제일 기억에 남는 사람이 있다. 제자리에서 뱅글뱅글 돌다가 1분 만에 제자리에 딱 선 사람이다. 한쪽으로 심하게 기울어진 사람이었다. 노 저을 때 힘차게 젓는 쪽으로 방향이 틀어지듯 계속 돌다가 원래 위치에 섰던 사람이었다.

자신이나 가족들의 몸 균형 상태를 알아보려면 한 번 테스트 해 봐도 좋을 듯하다.

척추의 틀어짐은 다양한 건강 문제를 유발할 수 있다. 특히 척추는 뇌와 우리 몸의 각 장부를 연결하는 신경 통로다. 이 통로가 막히고 틀어짐으로써 불편한 증상들이 나타난다. 사람과 사람이 소통이 안 되면 문제가 생기듯, 틀어진 척추로 인해 뇌와 몸이 소통이 안 되면 문제가 생긴다.

有通이면 不通(통하면 통증이 없고)
不痛이면 有痛(통하지 않으면 통증이 있다)

틀어진 척추는 인접한 조직이나 신경을 압박하여 통증이나 불편감을 유발할 수 있다. 또한 척추와 골반의 틀어짐은 상호 영향을 미쳐서 신체의 균형을 깨고 다리 길이의 차이나 산만한 걸음걸이를 유발한다. 외형의 변형은 내부의 문제를 일으킨다. 척추의 틀어짐은 내장의 기능에 영향을 미친다. 척추의 변형을 등한시하면 안 되는 이유다.

척추 틀어짐을 예방하는 자세 습관을 몇 가지 들어 보면 다음과 같다.

－다리 꼬지 마!
－짝다리로 서지 마!
－턱 괴고 앉지 마!
－같은 쪽 어깨로만 가방 메지 마!
－엉덩이 빼고 앉지 마!
－장을 차게 하지 마!

기둥이 기울어졌다는 것은 넘어질 것을 예고하고 있는 것이다. 언젠가는 넘어져 몸져 눕는다는 뜻이다. 특히 연세가 들어 한 번 넘어지면 일어나지 못하고 건강이 도미노처럼 무너지는 어르신을 많이 보았다.

우리 몸 전신근육은 다 연결되어 있기에 굳어진 한쪽 근육이 온몸에 영향을 끼친다. 뻣뻣해지고 굳어져 가는 근육을 방치하면 급기야 내 몸이 반란을 일으키게 된다.

일본 통계에 의하면 죽기 전 약 10년 동안 자신의 발로 걷지 못하고 누워서 생을 마감한다 하니 백세 팔팔하려면 척추 관리가 무엇보다도 중요하다.

건강하게 잘 걷고 잘 살고자 하는 운동이, 체지방을 태워 살 빼기 위한 운동이나 수치를 떨어뜨리기 위한 운동이 아니라 몸 전체 순환을 위한 운동이어야 한다. 근육이 굳어지지 않게 하는 것과 하체 근육이 탄탄하도록 해야 한다. 기둥이 틀어지지 않게 균형 잡힌 척추 관리가 중요하다.

자세를 보면 상대방의 건강이 보인다.

2. 아픈 만큼 틀어지고 틀어진 만큼 아프다

우리 몸에는 나비 세 마리가 있다. 두개골을 가로지르는 나비 모양의 접형골, 상체를 잡아 주는 나비 모양의 견갑골, 척추의 뿌리가 되는 나비 모양의 골반. 이 중 하나가 틀어지면 중력에 대한 균형을 잡기 위해 연쇄적으로 틀어지게 된다.

접형골이 틀어져서 두상부 질환이 오고, 견갑골이 틀어져서 어깨 통증이 오고, 골반이 틀어져서 허리 통증 등이 온다. 아픈 만큼 틀어져 있고 틀어져 있는 만큼 아프다. 틀어진 잘못된 자세는 만병을 악화시킨다.

추골	관련부위	증세
1C	뇌혈액 공급로, 뇌하수체전엽 두피, 얼굴 뼈, 뇌, 외이, 교감 신경계통	두통, 불안, 불면증 안성감기, 고혈압, 편두통, 신경쇠약, 건망증, 만성피로, 현기증, 정신병, 신경과민, 신경질, 구역질, 소아마비, 간질
2C	눈, 시신경,청각신경, 부비동, 가슴뼈, 혀, 앞이마, 유양돌기골	부비강 질환,알레르기, 사시, 귀먹음, 안질환, 이통, 졸도, 난시, 실신발작 있을 경우는 실명
3C	뺨, 외이,얼굴뼈,치아, 안면, 신경, 삼차신경, 제 5뇌신경	신경통, 신경염,발진, 여드름, 습진, 협심증,불안신초
4C	코, 입술,입, 오히스타키 관	고초열, 카타르,청각상실, 아데노이드 (선양증식증), 목 하부 및 구부의 통증
5C	성대, 인후선,인두	후두염, 목쉼, 목쓰라림, 편도선염, 목, 어깨통증
6C	목근육, 어깨, 편도선	목경직, 상박부 통증, 팔 윗부분 편도선염, 백일해, 폐렴, 크루프성 후두염, 질식성 호흡곤란, 후두경련, 목이 뻣뻣함
7C	갑상선, 어깨안의 점액낭, 팔꿈치	점액낭염, 감기, 갑상선이상, 등 뒷쪽 동통
1T	손을 포함한 팔꿈치 아래 팔부분, 팔목, 손가락, 식도, 기관지	천식, 기침, 호흡곤란, 숨가쁨, 팔아래 전완부분 및 손의통증
2T	심장(판막 및 파복포함), 관상동맥	심장기능 이상 및 심장병, 흉부이상(앞가슴쪽)
3T	폐, 기관지,늑막, 가슴, 흉부, 유부	기관지염, 늑막염,폐렴, 출혈, 인플루엔자, 유행성감기
4T	담낭, 전신의 관, 총담관	담낭질환, 황달, 대상포진
5T	간, 태양신경총,혈액, 복강신경	간의 모든질환, 고열열병, 저혈압, 빈혈증, 혈액순환장애, 관절염
6T	위장	위장장애, 신경성 위장질환, 소화 불량증, 속쓰림, 위약, 가슴앓이
7T	췌장, 십이지장	궤양, 위염, 당뇨
8T	비장, 횡격막	
9T	부신 및 신장	알레르기, 담마진 두드러기
10T	신장	신장질환, 동맥경화, 만성피로, 신장염, 신우염, 요통
11T	신장, 수뇨관	여드름, 발진, 습진, 종기 등의 피부질환
12T	소장, 임파액 순환계통	류머티즘, 장질환,불임증
1L	대장, 대장결장, 서혜부, 사타구니 부분외	변비, 대장염,이질, 설사, 탈장
2L	맹장, 복부, 넓적다리(대퇴부)	경련, 호흡곤란, 종수염, 산독증, 정맥철 또는 정맥유출
3L	성기, 자궁,방광, 무릎, 난소, 고환	방광질환, 생리불순, 생리통, 유산, 야뇨증, 임포텐츠, 갱년기 증세, 무릎통증
4L	전립선, 등아래부위근육, 좌골신경, 허리근육(요근)	좌골신경통, 요통, 배뇨곤란, 배뇨시 통증, 빈뇨(너무자주 방뇨하게 됨), 요통, 배통
5L	무릎아래다리, 발목,발, 발바닥	다리 혈액순환장애,발목부종, 발목허약 및 통증, 족하 냉증,다리허약, 다리경련
천골	엉덩이뼈, 엉덩이(좌골,둔부)	천장골 질환, 척추만곡
미골	직장, 항문	치질, 치루,항문소양증, 가려움, 척석시 미골통증, 이질

〈그림 8〉 척추▮

사고가 아닌 이상 통증의 80%는 근육이 굳어지고 뭉친 데서 온다. 근육이 굳어져 반항하기 전에 미리미리 유연하고 탄력 있게 해 주어야 한다.

추운 겨울 밤, 살얼음이 끼려고 할 때마다 휘휘 저어 버린다면 다음 날 아침에 얼음은 얼려 있지 않을 것이다. 반면 밤새 그대로 방치해 두면 꽁꽁 얼어 버린다. 근육이 굳어지기 전에 미리미리 풀어 줘야 하는 이유가 여기에 있다.

우리 몸은 특정한 구조를 갖고 있다. 건강은 이 구조의 틀 속에 있는 것이다. 틀어진 만큼 아프고 아픈 만큼 틀어졌다. 척추를 바로 세우는 것이 중요하다. 몸이 틀어지면 근육이 경직된다. 근육을 풀어 줘야 한다. 특히 탁구, 배드민턴, 테니스, 골프 등 한쪽으로만 지속적으로 쓰게 하는 운동은 몸을 틀어지게 한다. 반드시 반대편을 풀어 주어야 한다.

3. 틀어지고 뭉친 근육과 근막을 푸는 프롭 운동

프롭(Prop)이란 받침대라는 뜻이다. 둥근 목침의 딱딱한 나무 막대 위에 체중을 실어 굳고 뭉쳐 있는 곳, 척추 어디에든 좋지 않다고 느껴지는 곳에 대고 위로 받혀 주고 좌우로 흔들어 비벼 주고 상하로 굴려 주어 척추 관절에 침착된 노폐물을 스케일링

하듯 몸에 힘을 빼고 비빈다. 이렇게 하면 신기하게도 뭉친 곳이 풀어지며 편안해진다.

어깨 통증이 심할 때 프롭 운동으로 잠시 살곰살곰 비비기만 했는데 통증이 차츰 완화되는 게 신기했다. 오십견으로 팔을 들어 올리지 못하던 분들이 프롭 운동으로 팔을 들어 올리며 신기해 한다.

많은 종류의 운동이 있지만 자신의 체중을 실어서 운동하는 것이 최고로 안전한 운동이다. 그것도 대부분 누워서 진행한다. 걷기가 불편한 분들도 충분히 하기 좋은 운동이다.

약이나 타인에 의존하지 않고 누워서 자신의 체중으로 남녀노소 누구나 건강인, 반건강인, 쇠약병 등 상관없고 시간, 장소, 날씨에 구애받지 않고 부작용 없이 불편한 신체 증상을 개선시켜 주는 자가 회복 힐링 운동이다.

앞서 거론했듯이 사고가 아닌 이상 대부분의 통증은 70~80%는 굳어지고 틀어져 긴장된 근육에서 오는 근육통이다. 딱딱한 명태를 부드럽게 하려면 두드리고 비비듯이, 프롭 운동은 굳어지고 뭉쳐 있는 근육들을 머리에서부터 발끝까지 구석구석 속 근육까지 시원하고 안전하게 풀어 주는 자가 힐링 운동이다.

특히 인체 중심축인 등 척추 라인을 풀어 틀어진 척추 자체를 운동시켜 주어 척추를 바르게 하고 척추 신경을 발동시켜 몸 전체 흐름을 원활하고 건강하게 해 준다.

프롭 운동에는 다른 운동이 절대로 따라 하지 못하는 게 있다. 몸속 가스 빼기이다. 이산화탄소 가스가 녹아 들어가 있는 사이다병이 딱딱한 것처럼, 우리 몸 구석구석에 가스가 들어 있으면 흐름이 원활하지 못하고 딱딱하게 굳어서 틀어지고 누르면 아프다. 배에 가스가 많이 차 있을 때 배가 빵빵하게 부풀어 오르고 누르면 아픈 것처럼 말이다.

뼈 없는 공간에 가스와 냉기, 노폐물이 있다. 뼈 없는 가장 큰 공간이 어딜까? 복부이다. 그리고 뼈가 이어지는 관절과 관절 사이인 손목 관절, 팔목 관절, 팔꿈치 관절, 어깨 관절, 고관절, 무릎 관절, 발목 관절이다. 근육을 싸고 있는 근막과 뼈 사이 공간에 가스와 노폐물이 쌓인다. 가스가 있어 순환이 정체되어 있는 곳에는 통증이 있다.

프롭을 아픈 곳에 대고 '부비부비' 슬라이딩시켜 주면 처음에는 갖다 대기만 해도 아프다. 하지만 신기하게도 몇 번만 부비부비해 주면 경직된 근육이 풀어지고 부드러워진다.

스트레칭 전에 프롭으로 굳어진 근육을 풀고 나서 하면 고무줄 늘리듯 스트레칭을 하기가 훨씬 수월하다. 프롭 운동으로 굳어진 근막을 슬라이딩시켜 먼저 풀어 놓았기 때문이다.

빨래를 세제에 그냥 담가만 둬도 때는 일부 빠지지만 조물조물 주무른다면 완전히 때가 쏘옥 빠져 구정물이 된다. 그렇듯 프롭으로 온몸을 빨래 주무르듯이 비벼놓으면 소변 색이 달라진다.

일반 운동은 몸의 수직향으로 중력에 의해 뼈가 자극을 받지만 프롭 운동은 중력의 수평 방향으로 뼈를 자극한다. 뼈를 수평 방향으로 자극함으로써 뼈가 튼튼해진다. 등산 가서 큰 나무에 등을 대고 등치기하는 것을 보았을 것이다. 뼈를 적절히 자극하는 행위 중 하나다.

뼈는 적절한 자극을 받을 때 노폐물이 잘 빠지고, 영양물질이 잘 들어간다.

프롭 운동은 머리뼈에서부터 등뼈, 엉덩이뼈, 발바닥까지 모든 뼈를 자극시키고, 슬라이딩 작용을 하는 근막을 풀어 주어 근육과 관절을 유연하게 해 주는 운동이자 척추를 바로 세워 주는 척추 강화 운동이다.

4. 굽어진 등짝을 바로 세워라

일부러 거울 앞에 서 보지 않는 이상 내 몸을 내가 자주 바라보기는 어렵다. 내가 가장 보기 어려운 곳이 등이다.

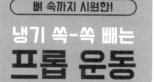

뼈 속까지 시원한!
냉기 쏙-쏙 빼는
프롭 운동

하루 종일 반복되는 일상생활과 사회생활 속에 지쳐 피로를 호소하는 현대인들에게 자세 교정과 혈액순환, 소화력 증진 등의 도움을 주는 프롭 운동을 소개합니다.

01 프롭 등에 대고 눕기
몸을 일자로 쭉 펴준 후, 발끝을 하늘로 향하게 하여 프롭을 등에 대고 눕는다.

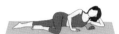

02 견갑골(어깨 겨드랑이)
오십견을 예방 · 치유하며 등과 옆구리 팔뚝살도 빠진다.

03 몸통 비틀기
겨드랑(림프절)을 마사지 한 후 등까지 자극해 준다.

04 경추(목) 풀기
뻣뻣하게 경직된 일자 목을 부드럽게 짧아진 목을 길게 당겨, C자 커브 회복, 목 디스크 예방 · 치유 효과와 안면, 눈, 코, 귀의 기능 회복을 돕는다.

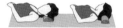

05 경추 도리도리
경추 도리도리 1-7번까지 곡면부에 대고 발목펌프, 프롭 평면부에 후두골을 받치고 두개골 결합운동을 한다.

06 복부(장 해독 운동 뱃살자극)
프롭 곡면부를 배꼽 위 아래에 받치고 복식호흡 각 7회씩 한 후 좌우상하로 움직인다.

〈그림 9〉 척추 강화, 냉기 제거 프롭 운동

　

자세가 모든 것을 결정한다는 말이 있듯 반듯한 외모의 자세를 보면 건강이 보인다. 등이 굽어 있고, 등에 두둑하게 노폐물들이 쌓여 있는 사람들치고 건강한 사람이 없었다. 등짝이 반듯하고 등이 날씬한 사람의 몸이 훨씬 가벼워 보이고 밝아 보이고 젊어 보인다.

가슴 짝을 쫘악 펴라. 흐름이 좋아 노폐물이 잘 빠지니 건강이 펴진다. 평상시 의식적으로 등짝이 바로 펴져 있는지 신경 써서 관찰해서 바르게 되도록 수시로 노력해야 한다.

매일 아침 기상 후 등에 프롭을 받치고 3분 정도 가만히 누워 등짝을 펴서 가슴을 쫘악 열어라. 등이 펴지는 것만큼 마음도 펴지고 건강도 펴진다.

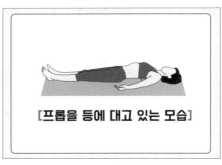

[프롭을 등에 대고 있는 모습]

〈그림 10〉 등 척추 프롭 운동

5. 목숨이 지나가는 통로를 열어 줘라

우리 몸에는 목이 세 군데 있다. 손목, 발목, 목이다. 이 중 생명과 관계되는 곳이 목이다. 목은 뇌와 몸을 이어 주는, 목숨이 지나가는 중요한 통로이다.

아픈 사람의 80~90%가 경추가 틀어져 있다. 그만큼 건강에 영향을 미치는 중요한 요소 중의 하나다. 목뼈는 7개가 있고, 고개를 숙이면 목 뒤에 제일 튀어나온 뼈 경추가 바로 7번이다. 7번에 두둑하게 산처럼 노폐물이 쌓여 뭉쳐 있는 사람은 모두 어깨에 뭐가 짓눌린 듯한 무거운 통증과 늘 피곤함을 느끼고 있었고 목 불편을 호소했다. 경추 7번에 두둑이 쌓인 노폐물을 '무덤자리'라고 할 만큼 뇌와 몸을 이어 주는 목숨이 지나가는 자리다. 또 다른 말로 '버섯목증후군'이라고도 한다. 굳어진 목과 어깨를 풀려면 반드시 이 자리를 풀어야 한다.

뭉친 만큼 아프고, 아픈 만큼 뭉쳐 있다. 목이 굳어 있는 사람들은 대부분 종아리도 굳어 있다. 목 틀어짐은 전신과 연결되어 있다.

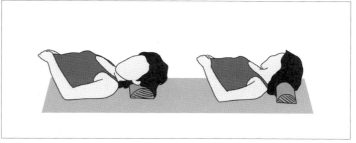

〈그림 11〉 경추, 목 프롭 운동

6. 뇌를 깨우는 운동

뇌가 먼저 생긴 다음 뇌 전두엽 조직에서 신경 다발로 연결되어 떨어져 눈이 된다. 뇌는 몸 내부를 관찰하고 뇌에서 나온 눈은 몸 바깥을 관찰한다. 눈 관리가 뇌 관리다. 손끝, 발끝도 뇌 관리이다.

뇌를 깨우는 것이 전신을 깨우는 운동이다. 도리도리 운동, 발목 펌프 순환운동, 발끝 치기 운동이 그것이다. 머리(뇌)를 풀려면 발을 풀어야 한다.

특히 발끝 치기 운동은 매일 아침에 눈 뜨면 할 수 있다. 누구나 돈 들이지 않고, 언제 어디서든, 쉽게 할 수 있다. 발끝을 치면 발끝의 혈액을 머리까지 보내서 혈액순환에 도움이 되며, 전신을 자극하는 효과가 있다. 혈액순환, 뇌 관련 질환, 불면증, 시력, 어깨 통증, 위장병, 당뇨합병증, 허리 통증, 전립선, 자궁, 고관절, 성기능, 관절염, 다리 부종, 하복부냉증… 너무 간단한 운동인데 효과 짱이다.

▶ 방법

반듯하게 누운 상태 또는 앉아 다리를 뻗어 앉은 상태에서 발뒤꿈치를 모아서 발끝을 부채를 접었다 폈다 하는 것처럼 탁탁

탁 부딪치면 된다.

- 잠에서 깨면 반듯하게 누운 상태에서 1,000번 한다.
- TV 보는 동안 다리 뻗은 상태로 앉아서 1,000번 한다.
- 잠자기 전에 반듯이 누운 상태에서 1,000번 한다. (횟수는 본인 건강 상태에 따라 늘려 가면 된다.)

시간 있을 때마다 틈틈이 발끝 치기 운동을 하면 된다. 단 효과를 보려면 꾸준히 해야 한다.

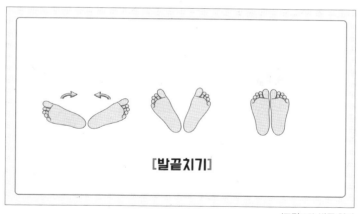

[발끝치기]

〈그림 12〉 발끝 치기

7장.

숨 쉬는 것에도
법칙이 있다

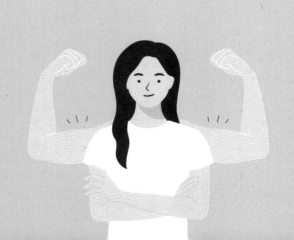

입으로 숨을 들이마시는 것은
질병을 마시는 것과 같다

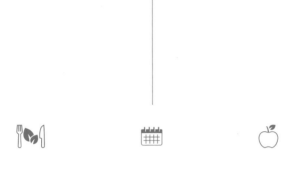

'먹는 것' 중에서 '마음' 다음으로 중요한 게 '공기'다. 존재하는 모든 사물에는 각각의 법칙이 있다. 그것을 위배할 때 그와 연관된 공동체 전체에 유기적인 피해가 오게 되는 것 또한 자연의 이치이다.

코는 숨을 쉬기 위한 기관이다. 코는 들숨을 통하여 공기 중의 산소와 기타 대기 중의 여러 원소 그리고 우리가 미처 알지 못하는 몸에 유익한 물질을 흡입하여 각 장부 및 세포에 공급하고 기(氣)를 생성하게 하게 한다. 또 날숨을 통하여 몸 안의 탁한 기운을 뱉어 낸다.

그런데 복부 내부의 온도가 낮아 상체에 열이 집중되거나 늘 미열을 갖게 되고, 어렸을 때 감기에 자주 걸릴 경우 부비동에 세균이나 바이러스에 침투하는데, 이때 만성 염증이 생기게 된다. 이것이 구강 호흡의 원인이 되는 것이다.

코로 들어오는 공기는 비강을 통과하여 뇌를 감싸 받히고 있는 얼굴 뼛속의 4개의 부비동(상악동, 사골동, 전두동, 접형동)을 통과한 후, 인두, 후두를 지나 기관지, 폐로 들어간다. 이때 공기는 비강과 부비동을 통과하면서, 폐에 가장 적합한 온도인 30~32도로 조절되어 후두를 지나 폐에 이를 때엔 36도~ 37도가 되고, 습도는 75%~80%가 된다.

폐는 차가운 것과 건조한 것에 취약하다. 만일 입으로 숨을 들이쉬게 된다면 공기는 곧바로 인두와 후두를 지나 폐로 가기 때문에 온도, 습도가 폐의 조건에 맞지 않게 된다.

그런데 참으로 놀라운 사실이 있다. 공기가 비강을 통과하여 폐에 이르는 0.25초라는 극히 짧은 시간에 이 모든 과정이 이루어진다는 것이다. 즉 콧속의 모세혈관의 팽창과 수축, 비강과 부비동 내의 점액 그리고 뇌에서 발생되는 열이 더운 공기는 차갑게, 너무 차가운 공기는 따뜻하게 하여 폐에 아무런 영향이 없도록 온도를 조절한다는 것이다.

이처럼 코가 온도 조절 기능이 있기 때문에 더운 공기를 마시는 열대지방 사람들이나 차가운 공기를 마시는 북극지방 사람들이 아무런 탈 없이 건강을 유지할 수가 있는 것이다. 만약 그 기능을 잃게 되면 폐뿐만 아니라 우리 몸의 모든 조직과 기관이 심각한 타격을 받게 되어 여러 가지 질병에 노출되게 된다(온도 조절).

반면 숨을 내쉴 때는 정반대의 작용이 일어난다. 즉 폐 속의 따뜻하고 습한 공기가 코에 이르면 식어서 응결되어 비강에 습기를 되돌려주고 빠져나가게 된다. 만약 코 질환 및 구강 호흡으로 이러한 과정이 일어나지 않는다면, 우리 인체는 호흡 과정에서 엄청난 양의 수분을 잃어버리게 되어 수분 부족으로 인체의 모든 기능이 제대로 수행될 수 없게 될 것이다(습도 조절).

콧속에 있는 섬모(纖毛)는 만약 습도가 너무 낮으면 점액이 말라 섬모의 운동력이 떨어져서 먼지, 세균 등의 여과나 정화 기능을 제대로 수행할 수 없게 된다.

한편 콧속에는 코털, 점막에서 분비되는 점액, 코 안에 있는 작은 섬모, 부비동 속에 있는 섬모 등이 있다. 코는 어떤 자극을 받으면 민감하게 작용해서 반사적으로 콧물이 나오도록 되어 있다. 정상적인 사람의 경우, 코의 점막에서 하루에 1~2L의 점액이 분비되는데, 이것은 습도를 조절하고, 물질이나 세균을 포착하여 코 뒤쪽으로 넘기는 역할을 한다. 공기 중의 각종 세균을 붙잡아 가래로 배출시키거나, 위 속으로 흘려보내 살균시키는 작용을 하는 것이다.

만약 콧속에 염증이 생겨 점액이 마르고 코가 막히게 되면 이러한 기능을 할 수 없을 뿐만 아니라 점액의 PH(산도)에 변화가 생겨 공기 중의 수많은 세균이나 바이러스가 그대로 몸속으로 들어가게 되어 온갖 질병을 일으키게 된다. 따라서 건강을 위해서는 구강 호흡의 습관과 원인을 없애야 할 것이다(여과, 정화).

그래서 구강 호흡은 만성폐쇄성폐질환(COPD)의 근본적인 원인이 될 수 있다. 만성 폐쇄성 폐질환은 폐 조직의 만성적인 염증 때문에 기도와 가스 교환이 일어나는 폐 조직에 이상이 생기면서, 공기의 흐름이 제한되거나 폐쇄가 나타나는 질환이다. 만성 폐쇄성 폐질환은 만성기관지염이나 폐기종의 형태로 나타나지만 모든 폐 질환의 뿌리가 되는 질병이다. 기관지에 만성적인 염증이 생기면 기도에 흉터가 남으면서 구조적인 변화가 생기고, 기관지가 좁아지면서 공기 흐름에 장애가 생기게 된다. 만성 폐쇄성 폐질환은 언뜻 듣기에는 생소할지 몰라도, 대한민국 사망 원인 중 열 손가락 안에 드는 질환이다.

새벽에 하는 과한 운동은
폐를 힘들게 한다

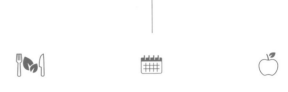

새벽에 운동하는 것은 심장에 스트레스를 주어 과열되게 한다. 심장은 새벽부터 예열이 되어 낮 12시가 되어야 충분한 힘을 갖게 된다.

갑작스런 무산소 운동은 심장을 무리시키고 과열시키어, 그 열로 폐에 열이 차게 한다. 폐는 열이 차면 건조해져서 기능이 약해진다.

새벽 공기는 대지와의 온도 차이 때문에 무겁게 가라앉아 있어 미세먼지 등의 대기오염 물질도 대기 중에 낮게 가라앉아 있다. 더구나 새벽 운동의 강도가 높아지면 자연히 구강 호흡을 하게 되는데, 이렇게 되면 코의 여과와 정화 기능이 작용할 수 없어 폐와 기관지에 만성 염증 등의 악영향을 미치게 된다. 또한 습관적인 새벽 운동은 새벽의 찬 공기를 구강 호흡으로 흡입하고 기관지, 위장을 차게 하여 복부 냉기를 유발한다. 복부 냉기는 상체의 열을 하체로 못 내려오게 하여 흉곽과 두개골의 온도를 높이고 폐, 심장, 내이(內耳), 눈, 뇌에 열이 차게 한다. 이것이 반복되면 두상부의 장기 및 기관에 지속적으로 나쁜 영향을 끼쳐 기능 이상을 불러올 수 있다. 건강에 좋으라고 한 운동이 오히려 역효과를 주는 것이다.

어떤 이유에서든지 자다 일어나서 하는 새벽 운동은 득보단 실이 많을 것이다. 더구나 그 운동이 1시간이 넘는다든지, 과한 운동이라면 더욱 그렇다. 과로는 질병의 시작점이다.

입으로 숨을 들이마시면
얼굴 형태가 변한다

어렸을 때부터 비염, 알레르기 비염, 감기 등의 코 질환을 앓게 되면 코가 막히고 결과적으로 구강 호흡을 하게 된다. 그것이 습관화되면 혀가 입천장에서 떨어지게 되어 악궁이 U 자에서 V 자 형태로 변형되고 좁아진다. 그 결과 치아 배열 공간이 부족해 치아가 어긋나 서로 겹치거나, 덧니가 나게 되고 심한 경우 부정교합 등이 발생한다. 또 하악골이 뒤로 물러나게 되고 인중이 길러져 얼굴이 길어지며, 심하면 개방 교합이 되어 앞니를 쓸 수 없게 된다. 일명 '아데노이드형' 얼굴이 되는 것이다. 경우에 따라 하악골이 처지면서 앞으로 돌출되는 주걱턱이 되기도 한다. 역시 얼굴이 길어진다. 심한 부정교합일 때는 음식을 씹는 데 문제가 생기는데, 이렇게 되면 위장병에 시달릴 수도 있다.

스페인 합스부르크 왕가의 카를로스 2세는 이 주걱턱으로 인한 부정교합 때문에 평생 고통을 받았다고 한다. 입을 다물지 못해서 침을 계속 흘려야만 했으며, 윗니와 아랫니가 맞물리지 않아서 음식도 제대로 씹지 못해 평생 동안 위장병을 달고 살아야 했다고 전해진다.

코로 숨을 들이마시고
입으로 숨을 내뱉는다

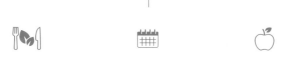

코로 호흡해야 건강하게 산다. 호흡은 코로 들이쉬고 코로 내뱉어야 하지만, 경우에 따라 숨이 가쁠 때면 입으로 내뱉을 수 있다.

만일 과부하 운동을 할 때라면 당연히 입으로 들이쉬고 입으로 뱉게 될 것이다. 이런 이유 하나만으로도 장시간의 과부하 운동은 결코 건강에 이롭지 않다.

운동을 하거나 흥분을 하게 되면 숨이 가빠져서 입으로 하게 된다. 구강 호흡은 필요 시에만 하는 것이지 평소에 하면 안 된다. 호흡은 반드시 코를 통해서 해야 한다. 얼른 생각하면 입으로도 숨을 쉴 수 있지 않느냐고 하겠지만 코와 입은 그 주어진 역할과 기능이 다르다. 코에는 공기의 습도와 온도를 조절해 주고 또 맑게 걸러 주는 기능이 있다. 그러나 입으로 공기를 들이쉬는 구강 호흡은 이런 기능이 부족하다.

　구강 호흡은 직접 공기의 습도(濕度)와 온도를 조절하지 못하게 되고, 또한 공기 중에 포함된 수많은 먼지와 곰팡이, 세균, 바이러스 등을 걸러 내지 못하여 이것들이 인체 내부로 곧바로 침투하게 된다. 비염과 같은 콧병으로 인해 평소에 구강 호흡을 하게 된다면, 코로 호흡할 때보다 폐포의 산소흡수량이 훨씬 적어진다. 왜냐하면 코로 호흡할 때는 공기를 천천히 마시고 내뱉게 되어 결과적으로 '가스 교환 시간'이 길어지는 탓에 몸에 필요한 산소 공급이 잘 이루어지지만, 구강 호흡을 하게 되면 공기를 한꺼번에 마시고 내뱉게 되므로 폐포에서의 '산소 잔류 시간'이 짧아지기 때문에 가스 교환이 충분히 이루어지지 않게 된다. 이렇게 되면 우리 몸은 만성적인 '산소 부족' 상태에 빠지게 되어 에너지 생산이 부족해져서 체온이 내려가고 세포의 대사 능력이 떨어지게 된다. 구강 호흡의 습관은 만성적인 산소 부족증을 유발한다.

코 호흡은 폐의 난방 장치이며
뇌의 냉각 장치다

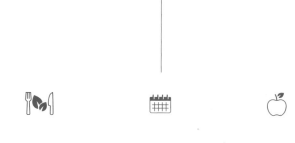

코로 숨을 들이쉬고 내뱉는 것은 뇌를 식히는 라디에이터와 같다. 앞서 서술한 것처럼 코 호흡은 4개의 부비동을 통과하면서 뇌에서 발생되는 열을 방열(放熱)하는 기능을 한다. 특히 접형동을 통과하는 공기는 뇌의 열을, 전두동을 통과하는 공기는 눈의 열을, 사골동을 통과하는 공기는 눈과 비강의 열을, 상악동을 통과하는 공기는 비강의 열을 방열시킨다.

뇌는 체중의 1.4퍼센트에 불과하지만 혈액의 20~25%를 사용하기 때문에 항상 과열되는 환경에 놓여 있다. 하지만 우리 몸은 코 호흡을 통해 정상적 온도를 유지하게 설계되어 있다. '진화,

저절로, 시간 속에서'라는 주장은 터무니없는 상상인 것이다. 오직 지적 존재, 면밀하고도 완벽한 존재에 의해 창조되었음을 인정할 때, 비로소 이러한 사실들이 설명 가능하다.

입으로 호흡하는 사람들을 보면, 전반적으로 기혈(氣血) 순환이 잘 되지 않아 눈이 충혈되어 있고 쉽게 피로감을 느낀다. 또한 집중력이 떨어져 있을 뿐 아니라 짜증을 잘 내기도 하고, 소화 장애나 과식과 폭식의 경향이 있기도 하며 냉수를 많이 찾는 것을 볼 수 있을 것이다.

이것은 구강 호흡으로 인하여 위장이 차가워지거나 그로 인해 위장에 늘 미열이 발생하고 있어서 그렇다. 뇌가 늘 과열되어 있고 산소 부족으로 인해 감정 조절에 문제가 생겨서 그렇다. 아울러 눈과 비강의 열이 식지 않아 눈이 충혈되고, 콧구멍과 비강의 점액이 말라 코가 늘 반쯤 막혀 있어서 그런 경향이 발생한다.

오행에서 금(金)은 그 자신이 찬 기운을 갖고 있다. 어느 정도의 찬 기운은 폐의 기를 늘려 주는 효과가 있지만 지나치면 병이 된다. 그래서 몸이 찬데 또 찬 것을 마시면 폐가 상하는 것이다. 이러한 때에 과로하거나 크게 성을 내면 기침을 하면서 가래에 피가 섞여 나온다. 이는 폐가 상하여 기가 막혔기 때문이다.

혼히 가을에 접어들면서 폐병이 더 심해지는 것은 몸을 차게 했고 과로했기 때문이며 화를 많이 냈기 때문이다. 폐에 문제가 있는 사람은 독선적이고 남을 누르려는 경향이 있기 때문에 이런 점을 주의해야 할 것이다.

콧병으로 인해 비강(鼻腔)이나 부비동(副鼻洞)에 만성 염증이 발생되면, 염증을 일으킨 바이러스나 세균이 혈관이나 임파 속으로 침투하게 된다. 이러한 바이러스는 혈액을 타고 온몸을 돌아다니면서 혈관 및 모든 조직과 장기에 염증을 일으키게 되는데, 염증이 발생한 부위에는 '혈전(피떡)'이 생기고, 혈관 협착이나 혈관 폐쇄 현상이 일어난다. 고혈압은 결국 혈관이 좁아져서 오는 것이다. 신장성 고혈압도 사구체 혈관의 염증에 의해 발생한다. 만일 이러한 현상이 심장을 둘러싼 관상동맥에서 일어나게 되면, 협심증이나 심근경색이 발생하게 된다. 이러한 현상이 뇌혈관에서 일어나면 '뇌졸중'이 된다.

혈액순환 장애는 세포의 산소 부족으로 영양물질 결핍과 노폐물 배출 장애가 발생한다. 혈액순환 장애는 세포가 체열 생산을 할 수 없어 조직의 냉기를 불러오고 나아가 염증 반응을 유발한다. 결국 지속적인 순환 장애는 만성 염증, 만성 산소 부족, 만성적인 냉기, 만성적인 독소 축적으로 이어지고, 그 결과 퇴행성질환이 생기고, 그 종말은 '암'인 것이다.

아울러 뇌의 산소 부족은 각종 두개강의 조직에 문제를 일으켜 백내장, 녹내장, 망막 질환, 조기 노안, 난시, 난청, 이명증, 이석증, 메니에르, 두통, 파킨슨, 우울증, 불면증, 간질(뇌전증), 자율신경 불균형에 의한 각종 자가면역질환 등을 일으키는 원인이 되는 것이다. 실제로, 콧병이 있는 사람은 콧병이 없는 사람에 비해 '심장병'을 일으킬 확률이 4배나 높은 것으로 나타났다. 때문에 콧병이 있는 사람들이 갖고 있는 질병의 근원(根源)이 '코 질환'이라는 주장이 결코 과장이랄 수 없는 것이다.

옛 속담에 "호미로 막을 일을 가래로도 못 막는다"는 말이 있다. 콧병의 증세가 다른 질병에 비해 당장의 생활에 큰 불편을 주지 않는다고 가볍게 여겨 방치하게 되면 결국 돌이킬 수 없는 결과를 초래한다는 뜻이다. 이를 인식했으면 한다.

다시 돌아보자. 감기도 장이 차가운 사람이 자주 걸린다. 장이 차가운 사람은 열이 상승하여 코가 막힌다. 코가 막히면 구강 호흡을 한다. 구강 호흡을 하면 장의 혈관과 림프조직에 염증 인자가 높아진다. 장의 림프조직에 문제가 생기면 장의 독소를 막을 수 없다. 또다시 악순환이다.

콧병을 우습게 볼 일이 아니다. 방치할 경우, 치명적인 합병증
과 맞닥뜨리게 될 것이다. 뇌혈관 질환, 심장 질환, 신장 질환….
오늘날 암(癌)을 비롯한 원인 모를 각종 불치병과 난치병 등 수많
은 질병의 시작일 수 있다.

역시, 장청뇌청(腸淸腦淸)이며 장청두청(腸淸頭淸)이다.

복식호흡으로 횡격막 근육을
부드럽게 풀어 준다

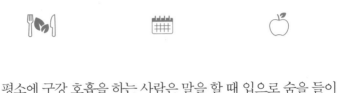

　평소에 구강 호흡을 하는 사람은 말을 할 때 입으로 숨을 들이쉬는 소리가 난다. 입으로 들이쉴 때 "스이" 음이 양쪽 어금니에 닿는다. 입천장과 혀 중앙이 열려 공기가 목구멍으로 빨려 들어가는 소리를 말과 말 중간에 들을 수 있을 것이다.

　원래 복식호흡은 평소에 말할 때에도 자연스럽게 이루어져야 한다. 단전호흡이나 복식호흡은 수련을 통해서 일정 시간 동안만 하고 평소에는 구강 호흡을 한다면 무의미한 시간낭비가 되는 것이다.

　복식호흡을 습관화할 때, 특히 강의나 장시간의 연설을 할 때도 피곤함이 훨씬 덜 하다는 것을 느끼게 된다. 복식호흡이야말로 '횡격막 운동'이다. 가끔 시간을 내서 하는 것은 효과가 적다.

횡격막이 흉강과 복강을 오르내리면서 흉강의 열과 복강의 냉기를 교환해 주고 폐와 장을 크게 주물러 주게 된다(마사지). 횡격막은 인체의 여러 장기와 조직의 근막과 연결되어 횡격막 호흡만으로도 모든 근육에 좋은 영향을 미치고 있는 것이다. 더 나아가 평소 횡격막을 더 크게 자극하는 심호흡을 통해 횡격막을 유연하게 하도록 하자.

호흡이 생명이다. 바른 호흡이 건강 지킴이다.

8장.

규칙적인 생활 습관이
건강을 지키는 기본이다

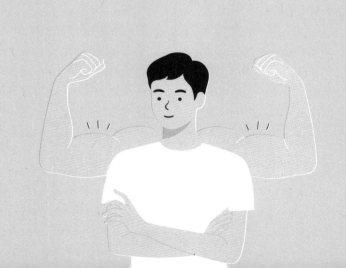

규칙적인 사소한 생활 습관

1. 일찍 일어나는 새가 벌레를 잡는다

일찍 하루를 시작하는 사람은 그렇지 않는 사람보다 하루를 두 배로 쓴다.

2. 아침 습관이 하루 건강을 좌우한다

매일 이른 아침에 행하는 건강을 위한 루틴이 하루 동안의 좋은 컨디션을 만들어 주고, 그 하루들이 모여 평생의 건강을 유지시켜 준다.

3. 잠자기 전에 복기하는 습관으로 뇌를 관리한다

하루 생활의 점검과 내일의 계획은 취침 전의 짧은 복기에서 시작된다.

4. 기상 시간과 잠자는 시간을 일정하게 한다

기상과 취침 시간을 관리하면 삶을 관리할 수 있게 되고, 기상과 취침을 관리하지 못하면 삶이 나를 관리하게 된다.

5. 잠만 잘 자도 건강하다

휴대폰과 컴퓨터는 하루에 한 번 온·오프를 시켜야 한다. 그래야 엉클어졌던 시스템이 정리·복구된다. 잠이라는 것은 나의 컨디션을 최적의 상태로 회복시키기 위함인 것이다.

6. 요리 시 조리 습관

조리는 사랑이요, 창작이요, 힐링이다. 요리는 기대요, 희망이요, 설렘이다.

7. 소금을 평소 은단처럼 빨아 먹는다

소금을 평소 은단처럼 빨아 먹는다는 것은 건강의 제방을 쌓는 일이다.

8. 아침저녁으로 소금물 가글로 목을 관리한다

진한 소금물 가글은 세균에겐 쓰나미다.

9. 세안 후 마지막에는 찬물에 소금 타서 마무리하고 소금물로 뒷물한다

소금은 젊음이요, 안전이다.

10. 전자레인지 사용을 안 한다

각각의 영양소는 각각의 분자구조를 갖고 있다. 전자레인지의 마이크로파는 분자구조를 파괴할 수 있다. 전자레인지는 신발 말리는 데 아주 적합하다.

11. 기름 사용에 유의한다

신선한 불포화지방산은 꼭 필요한 영양소다. 그러나 선도(鮮度)를 잃은 그것은 최고의 발암 식품이다.

12. 식탁 위에 항상 생김이 있다

식탁 위의 생김은 식품이라기보다는 보약이다.

13. 우유와 유제품은 먹지 않는다

우유는 송아지가 먹는다. 마트 진열장의 우유는 송아지에게도 해롭다. 젖먹이 어린애는 어머니 젖을 먹어야 사람답게 자란다.

14. 밀가루, 빵, 과자는 먹지 않는다

시중 밀가루는 바구미도 죽는다. 단맛의 중독은 마약처럼 끊기 힘들다. 중독을 일으키는 음식은 마약처럼 해롭다.

15. 청량음료, 콜라, 사이다를 먹지 않는다

1.5리터의 콜라 1병에 설탕이 170그램 들어 있다. 당류 하루 총권장량의 약 7배다. 당과 칼슘은 천적이다.

16. 과일은 껍질째 먹고 소금에 찍어서 먹는다

과일의 영양학적 가치는 대부분 껍질에 있다. 껍질 없는 과일을 건강식으로 잘못 알고 즐겨 과식하면 설탕을 자주 먹는 것과 같다. 과일 광(狂)은 '단맛중독자'다.

17. 음식으로 부족하기 쉬운 영양소는 건강식품으로 챙겨 먹는다

건강식품 무용론자는 '타이어 공기압 조절' 무용론자와 같다.

18. 채소 반찬을 먼저 먹고 주식은 나중에 먹는다

주식을 위한 부식이 아니라 부식을 위한 주식이어야 한다.

19. 꼭꼭 씹어서 입에서 죽이 되도록 씹는다.

씹는 습관은 건강을 다지는 습관이다.

20. '먹었다치고'

몸에 좋지 않지만 입맛을 당기는 음식을 보면 '먹었다치고' 한다. 자유자는 선택권이 있는 자다. 음식으로부터 자유자가 되자.

21. 아프면 무조건 약부터 찾지 않고 원인을 찾아 해결한다.

약이나 수술은 최후 수단으로!

9장

마음이 건강해야
몸이 건강하다

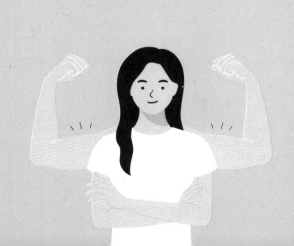

감사를 찾는 마음이 건강하게 한다

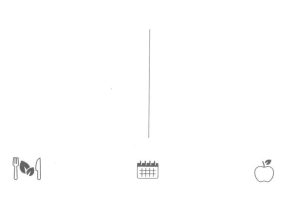

　건전한 정신에 건강한 육체, 건강한 육체에 건전한 정신. 마음과 몸은 하나로 연결되어 있기에 떼려야 뗄 수가 없다.

　한 사형수에게 실험을 했다. 사형 집행 방법으로 하루 동안 주사 바늘을 통해 온몸의 피를 다 뽑아내어 서서히 죽이는 것이라고 알려 주고는 눈을 가리고 주사 바늘을 꽂아 두고 나왔다. 그다음 날 그 사형수는 죽었다. 그런데 놀라운 건 피가 하나도 뽑히지 않았다는 것이다.

　눈이 가려진 채 설명을 들은 사형수는 자신의 몸에서 피가 빠져나가 서서히 죽게 될 거라는 생각에 빠졌고 그렇게 죽은 것이다. 즉 마음의 생각이 자신을 죽인 것이다.

가난과 부 모두 자신의 생각에 달렸다고 하는데 마음 생각이 자신을 살리기도 하고 죽이기도 하니 마음 관리가 건강관리에 아주 중요하다 여겨진다.

마음 관리하는 사소한 습관
감사 일기 쓰기
21일 동안 함께 쓰는 감사 일기

감사하는 마음이 들어오면 스트레스는 행복으로 바뀐다. 감사를 표현하는 것도 연습과 훈련이 필요하다.

> *"감사 일기를 쓰면서부터 내 인생은 완전히 달라졌다.*
> *나는 비로소 인생에서 소중한 것이 무엇인지,*
> *삶의 초점을 어디에 맞춰야 하는지 알게 되었다."*
> – 오프라 윈프리

지금까지 살아오면서 참 잘한 일을 하나 꼽으라면 감사 일기를 쓰기로 한 것이다. 그것도 혼자가 아니라 함께 쓰기 시작한 감사 일기다.

혼자 시작했다가 작심삼일이 된 일이 많았다. 하지만 동료들과 함께 쓰기 시작한 감사 일기는 중도에 포기하지 않고 꾸준하게 쓰고 있다. 빨리 가려면 혼자 가고, 멀리 가려면 함께 가라는 말이 있듯 함께한 덕분이다. 만 5년 6개월이 지난 오늘도 동료들과 함께 감사 일기를 매일매일 쓰고 있다.

나는 다른 사람의 감정과 반응에 민감한 편이었다. 상대가 어떻게 생각할까, 어떤 평가를 할까, 혹 불편함을 끼치지 않을까? 지나칠 만큼 상대의 감정을 살피는 성격이라 배려가 많고 착하다는 소리는 들었으나 스스로 감정이 피곤해지곤 했다.

동료들도 고객 응대하고 상담하는 일이다 보니 사람관계의 스트레스로 가슴앓이 하는 일이 생겼다. 더러는 동료들 사이에 갈등도 생기기도 했다. 만병의 근원이 스트레스라는데 서로 이해하고 소통을 잘하며 즐거운 관계가 되기를 원했다. 마음 관리가 곧 인간관계 관리라는 생각이 들었다. 정신 건강에 꼭 필요한 뭔가가 필요했다.

'감사하는 마음이야말로
그 어떤 어려움도 이겨낼 수 있는 최고의 무기'
'21일 감사 일기만으로 인생은 마법처럼 변한다.'

『땡큐파워』라는 책에 이 문구가 눈에 들어왔다.

회사에서 매월 진행하는 독서 경영 추천 도서로『땡큐파워』로 정해 다 같이 읽은 후 21일 감사 일기 함께 쓰기가 시작되었다. 감사 일기 함께 쓰기를 제안했을 때 감사하게도 여러분이 동참했다.

혼자만의 감사 일기가 아니고 동료들이 함께 오픈된 공간의 밴드에 쓰다 보니 초기에는 감사 일기가 때론 감시 일기가 되기도 하는 웃픈 일도 있었다. 그러나 얼마 지나지 않아 무엇보다 상대를 이해하게 되고 더 가까워지며 돈독한 관계가 되었다.

감사 일기를 쓰면서 일상이 변하기 시작했다. 너무도 당연하게 받아들인 평범한 일상에서 감사를 찾기 시작했다. 감사가 특별한 일에만 있는 줄 알았다. 사람과 만나는 일이 많아 자칫 인간관계에 마음을 많이 써야 하는데 감사는 모든 시선을 바꾸게 했다. 감사할 거리가 있어서 감사한 것이 아니라 감사의 시선으로 바라보고 감사할 거리를 찾는 습관이 몸에 배니 진짜 감사가 필요할 때 저축처럼 비상시에 꺼내 쓸 수 있었다.

기쁘면 기쁜 대로, 즐거우면 즐거운 대로 감사를 찾아 표현할 수 있었고, 머리를 쥐어짜며 감사할 거리를 찾아 썼더니 감사할 수 없던 시기인 친정아버지가 돌아가신 날, 큰 사고가 난 날, 믿던 사람으로부터 뒤통수 맞던 날에도 감사를 찾게 되었다. 사실 그때가 감사가 꼭 필요한 때였던 것이다.

감사는 그저 주어지는 게 아니라 찾고 선택하는 것이다. 감사는 어떠한 상황에서도 연습과 훈련으로 만들어야 하는 습관 같은 것이다.

'좋은 습관은 저축과 같고, 나쁜 습관은 대출과 같다.'

감사 일기가 주는 긍정의 영향에 너무도 많은 이야기들로 넘쳐난다. 누구나 한두 번은 할 수 있다. 하지만 꾸준히 할 수 있는 사람은 많지 않다. 하는 일을 즐기지 못하면 꾸준함도 없어진다. 각 분야에 진정한 성공자가 적은 이유가 여기에 있다.

'부뚜막의 소금도 집어 넣어야 짜다'라는 말이 있다. 감사 일기를 쓰면 좋다는 건 누구나 다 안다. 하지만 실천하는 사람, 쓰다가 흐지부지 끝나는 사람이 많았다. 최악의 상황에서도 감사가 튀어나올 상태까지 된다면 결국 끌어당김의 법칙으로 감사를 불러올 것이라 확신한다. '내게 일어나는 모든 일은 나를 더 좋게 하기 위해 일어난다'를 확실히 경험하게 되는 것이다.

감사 일기 쓰기는 어떤 상황에서도 편안한 행복감을 찾을 수 있도록 만들어 주는 훈련이 되었다. 훈련한다는 말은 처음부터 누구나 쉽게 되는 일이 아니란 뜻이다. 노력으로 얻어진다는 말이다.

행복하기 때문에 감사하는 것이 아니라 '감사하기' 덕분에 행복해지는 것이다. '감사를 표현하지 않는 날은 없는 날이다.'

어느 정신과 의사분은 우울증으로 내원하는 환자들에게 특별한 처방전을 하나 더 내린다. 감사 일기 쓰기였다. 처음에는 대부분의 환자들이 무엇을 감사할 줄 몰라 멍해지다가 차츰차츰 살아 있는 것부터 감사함을 찾기 시작하면서 우울증이 없어지기 시작했고 마음의 감기에서 벗어나더란다.

건강한 육체에 건전한 마음, 건전한 마음에 건강한 육체처럼 몸과 마음은 연결되어 있다. 몸이 아픈 사람처럼 보이지만 대부분은 마음이 아픈 사람이다. 만병의 근원을 마음이라는 창문으로 본다면 스트레스가 만병의 근원이다. 해결 방법은 간단하다. 어떤 순간이든 감사하기다.

속이 부글부글 끓을 때 우선 감사합니다! 감사합니다! 감사합니다!

절망의 순간이라고 느껴질 때 우선 감사합니다! 감사합니다! 감사합니다!

슬픔이 밀려오는 순간에도 우선 감사합니다! 감사합니다! 감사합니다!

감사 일기 쓰기는 의식적으로 긍정을 찾는 것이다. 감사 일기 쓰기는 훈련하고 노력할 만한 가치가 있다. 감사하는 마음이 뇌를 바꾸고 삶을 바꾸기 때문이다.

감사하면 웃음이 오고, 웃으면 복이 온다. 감사는 복을 가져다 준다.

감사 일기를 쓰면서 달라지게 된 것은, 긍정 마인드로 훈련되어진다는 것이다. 세상을 보는 시선이 달라진다. 역경지수가 높아진다. 소통이 잘 되고 이해심이 높아진다. 행복한 마음을 가질 수 있다. 자존감이 높아진다. 하는 일이 감사할 일로 넘쳐난다. 감당하기 버거운 일이 있거나 고난 중에 있을 때, 화가 치밀 때도 "감사합니다"를 천 번 이상 계속 중얼거리며 말한다.

그리고 감사할 거리를 찾는 감사 일기를 쓴다. 그러면 신기하게 감사가 들어와서 나를 감싸안아 주며 평안을 주고 일어나게 해 주었다.

오늘도 오전 6시~자정 사이 감사 밴드에 대문 열고 들어와 동료들과 함께 감사 일기를 쓴다.

생각하는 대로 말하는 대로
상상하는 대로 확언 글 쓰기

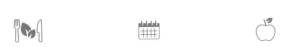

말이 씨가 되어 말하는 대로 내가 되고 있다. 내가 내게 하는 말이 나를 만든다. 생각하는 대로 말하는 대로.

사람의 첫인상은 참으로 중요하다. 사람을 만나 처음 3초 안에 보이는 인상과 느낌에 따라 상대를 판단하게 된다. 첫인상은 대부분 외모로 판단되어진다. 좋은 첫인상을 주기 위해 깔끔한 외모를 가꾸는 것은 산속에 혼자 살지 않는 이상 누구나 신경 써야 하는 부분이다. 대체로 외모를 보면 그 사람의 성향과 직업까지 어느 정도 가늠할 수 있으니 외모를 통해 나를 표현하는 일은 중요하다.

외모를 가꾸듯 더 정성스럽게 가꿔야 할 것이 있다. 말이다. 특히 내가 나에게 하는 말.

방송인 유재석 씨가 지금은 국민의 신뢰와 인기를 얻고 있는 국민 MC지만 유난히 컴플렉스가 많았던 20대 신인 시절을 생각하며 쓴 노래 가사가 있다. 하루하루 열심히 살았지만 하는 일마다 어긋나서 포기하고 싶을 때 간절하게 기도하며 보낸 힘들었던 20대 시절을 떠올린 것이다.

말하는 대로

나 스무 살 적에 하루를 견디고

불안한 잠자리에 누울 때면

내일 뭐하지 내일 뭐하지

걱정을 했지

두 눈을 감아도 통 잠은 안 오고

가슴은 아프도록 답답할 때

난 왜 안 되지, 난 왜 안 되지 되뇌었지

말하는 대로 말하는 대로

될 수 있다곤 믿지 않았지, 믿을 수 없었지

마음먹은 대로 생각한 대로

할 수 있단 건 거짓말 같았지

고개를 저었지 그러던 어느 날

내 맘에 찾아온 작지만 놀라운 깨달음이

내일 뭘 할지 내일 뭘 할지 꿈꾸게 했지

사실은 한 번도 미친 듯 그렇게 달려든 적이

없었다는 것을 생각해 보았지 일으켜 세웠지

내 자신을

말하는 대로 말하는 대로

될 수 있단 걸 눈으로 본 순간 믿어 보기로 했지

마음먹은 대로 생각한 대로

할 수 있단 걸 알게 된 순간 고갤 끄덕였지

마음먹은 대로 생각한 대로

말하는 대로 될 수 있단 걸 알지 못했지 그땐 몰랐지

이젠 올 수도 없고 갈 수도 없는

힘들었던 나의 시절 나의 20대 멈추지 말고 쓰러지지 말고

앞만 보고 달려 너의 길을 가

주변에서 하는 수많은 이야기

그러나 정말 들어야 하는 건

내 마음속 작은 이야기

지금 바로 내 마음속에서

말하는 대로 말하는 대로

말하는 대로 될 수 있다고 될 수 있다고

그대 믿는다면 마음 먹은 대로 생각한 대로

도전은 무한히 인생은

영원히 말하는 대로 말하는 대로

말하는 대로 말하는 대로

참 좋아하고 자주 읽어 보는 노래 가삿말이다.

하루 중 가장 많은 말을 나누는 사람은 바로 나 자신이다. 밥을 먹을 때도, 운동할 때에도, 걸어갈 때에도, 음악을 들을 때에도, 상대방과 이야기를 하고 있을 때에도, 좋을 때에도, 화날 때에도, 잠을 깨서 잘 때까지 내 맘속에 있는 나와 계속 말을 하는 것이다.

하루에 오만가지 생각을 혼자서 다 한다. 내 안에 있던 생각이 환경에 의해 밖으로 튀어나온다. 안에 있는 게 나오지, 없는 게 나오는 것이 아니다.

누구와 만나 어떤 말을 자주 나누느냐에 따라 삶의 질도 달라지지만 하루 중 제일 많은 말을 나누는 나 자신과의 말에 따라 삶의 질이 달라지는 건 뻔한 이치이다. 내가 나에게 하는 혼잣말이 나를 만든다는 걸 이제는 아는 나이가 되었다. 말하는 대로 생각하는 대로.

'낮말은 새가 듣고 밤말은 쥐가 듣는다'는 속담도 있듯, 내가 밖으로 내뱉는 말이든 속으로 하는 말이든, 누군가 듣기 전에 내가 제일 먼저 듣는다. 말 내뱉기를 조심해야 한다.

혼잣말이라도 절대 하지 말아야 하는 말은 자기 비하의 말, 부정적인 말, 낮추는 말, 스스로 뭉개는 말, 원망의 말, 남 탓 하는 말 등이다. 이런 부정적인 자기 말은 스스로를 망치는 일이다.

> '긍정적인 자기 대화에는 행복한 삶,
> 성공한 삶의 핵심 요소가 있다.
> 반면에 부정적 자기 대화는
> 우리가 상상도 못할 방식으로 우리를 망치고 있다.'
> - 개리 비숍

어떤 심리학자는 부부의 대화만 들어 봐도 언제 이혼할 것인지 알 수 있다고 한다. 어떤 말을 자주 쓰느냐가 인생의 질에 지대한 영향을 미치는 것이다.

병을 치유할 때도 자기가 하는 말로 스스로에게 신념을 심어 주어 치료를 돕는 요법을 쓰는 곳이 있다. 자신이 믿고 있는 종교나 신앙, 신념이 무엇이든 자신에 맞게 기도, 문구, 주문, 노래 가사를 지어서 활용하는 것이다. 치료가 이미 다 이루어졌다는 완료형의 단정적인 말을 자기 자신에게 하루 세 번을 식사 전과 잠자기 전에 해 주는 것이다.

예를 들어 아토피라면 "나는 아토피가 완전히 깨끗이 다 나아서 피부가 깨끗해졌습니다. 감사합니다"라고 말하는 것이다. 사실 아직 아토피는 낫지 않았지만 마음속으로는 다 나았다고 믿고 말하는 게 중요하다. 말하는 대로 회복되어지는 쪽으로 에너지가 모인다. 돈 드는 일도 아닌데 치료에 효과가 있다면 안 할 이유가 없지 않을까?

자신에게 건네는 신념의 말을 실천해 보지도 않고 '그것이 설마 그렇게 되겠어?' 하고 의구심을 가져서는 안 된다. 말과 뜻이 가져다주는 힘은 대단히 크다는 것을 알아야 한다.

책을 통해서도 많은 사례들을 보았다. 돈 드는 일도 아니고 밑져야 본전이라는 생각이 들었다. 말의 힘을 깨닫고 동료들과 함께 확언 글을 밴드에 매일 함께 쓰기로 했다. 시작은 했지만 모두가 완주하고 있지는 않다.

하지만 어디든 굴곡은 있기 마련이고 8:2 법칙도 있다. 꾸준히 함께 해내는 분들 덕분에 서로가 꾸준할 수 있다.

누구나 평온할 때는 좋은 말, 긍정의 말을 할 수 있다. 진짜 긍정의 말이 필요할 때는 부정의 상황에 놓여 있을 때다. 이때가 습관이 나를 이끌게 되는 때다. 좋은 습관은 저축 같은 것이라는 말처럼 매일 자신에게 긍정의 말, 확신의 말을 해 주는 습관을 들이다 보니, 버겁고 어려운 상황에 처해질 때 빛을 발하게 되었다. 자신에게 확신의 말로 세울 수 있어 좋다.

'내게 능력 주시는 자 안에서 내가 모든 것을 할 수 있다.'
'나는 복이 많고 운이 좋다.'
'내게 일어나는 모든 일은 나를 더 좋게 하기 위한 것이다.'
'나는 반짝반짝 빛나는 보석이다.'

처음에 이런 확언 글을 쓸 때는 뭔가 오글거림이 있었다. 아마나 자신도 자신을 인정하지 못해서 그랬던 것 같다. 하지만 생각대로 말하는 대로 만들어질 것을 믿고, 확언 글을 쓰고 말하는 것을 꾸준히 하고 있다.

자기 긍정의 확언 말로 훈련을 하는 사람 중에서 불리한 상황에 처하게 되면 자신도 모르게 불쑥 부정의 말을 내뱉는 사람도 있다. 아직 훈련이 더 필요한 사람이다.

이제는 신념의 마력이 붙은 것 같다. 말하는 대로 생각하는 대로. 외모에 그 사람의 향기가 있듯 말에도 향기가 있다. 특히 자기 자신에게 가장 향기 나는 말을 해 주자. 긍정의 확언 글쓰기와 말하기는 자기 확신과 믿음을 주고, 정신 건강, 마음 건강에 엄청난 도움을 준다.

말하는 대로 생각하는 대로.

항상 행복에 주파수를 맞춘다

메멘토모리.

죽는다는 것을 생각하라.

삶을 더욱 사랑하게 된다.

연초가 되면 회사에서 연중행사로 동료들과 함께 체험하는 프로그램이 있다. 임종 체험을 통한 유서 쓰기이다.

유서 쓰기가 유행인 적이 있었다. 자기 계발 프로그램에서도 유서 쓰기나 묘비명 쓰기가 유행이었다. 유명 인사들 유서가 공개되기도 했다. 故이병철회장님의 유서 내용을 보고 많은 생각을 하게 했다. 그렇게 많은 부를 이룬 사람이 죽음 앞에서 쓴 기록.

37세부터 교도소 교화위원으로 활동하며 사형수를 상담해 온 양순자 님이 쓴 『인생 9단』이란 책 속 40년 동안 매년 12월 31일마다 바꿔 유서를 쓴다는 글을 보고 임종 체험 프로그램과 유서 쓰기에 더욱 관심을 갖게 되었다.

양순자 님은 '유서는 마음에 걸려 있는 걸 털어내는 계획표'라고 하신다. 마음에 많이 걸려 있으면 무겁고, 마음이 무거우면 사는 데도 죽을 때도 힘이 드니까 털어내는 유서 쓰기를 따라 해 보라고 하신다.

채우려면 비우기부터 먼저 하라고 한 것처럼 새 1년을 잘 채우기 위해 지난 1년을 털어 보기로 하고, 해마다 봄이 시작되는 3월이면 임종 체험을 통한 유서 쓰기로 한 해를 시작한다.

처음 임사 체험을 했을 때 죽음을 준비하지 않은 채 처음으로 관에 들어갔을 때가 생각난다. 임사 체험 프로그램 안내대로 쭈욱 따라가다 보니 살아온 삶이 주마등처럼 지나가며 정리가 되는 것 같았다.

함께 참여한 동료와 일대일 파트너가 되어 서로의 수의를 입혀 주고 실제 관 안에 들어가 누우면 관 뚜껑을 닫아 준다. 그리고는 진행자들이 관 뚜껑에 못을 박듯 꽝꽝 내리치면 관 안에 나

홀로 누워 삶을 돌아보게 된다.

죽어야 산다. 죽는다는 것은 새로운 삶을 위한 것이다. 밀 알이 죽어야 밀 이삭이 되고, 겨울의 나목은 다음 해의 성장을 위함이다. 잠을 자야 내일을 살 수 있고, 일몰은 다음 일출을 위한 것이다. 반성과 회개는 과거를 죽이고 더 나은 미래를 위함이다.

우리는 매일 죽어야 발전한다. 매일 죽는다는 것은 오늘 하루의 정리이며 내일의 준비이다. 더 잘살기 위해서는 반드시 죽어야 한다.

임종 체험을 하는 이유는 좀 더 실감 나게 지금까지를 정리하고 그것을 기반으로 더 큰 성장을 위해서이다. 지난 1년을 정리하고, 새 1년을 잘살기 위해 진행하는 프로그램이다. 죽음에 대한 생각을 가지고 있으면 삶에 대해 더 애착이 가지게 되고, 똑같은 삶이지만 다른 인생을 살아갈 수 있다. 좀 더 가치 있고 좀 더 사랑이 넘치는 사람으로서 살아갈 수 있어 좋다.

마음을 세워 주는 독서

책을 읽으면 긍정의 자극을 받는다. 이 세상 그 어떤 책도 부정적으로 자극하는 책은 단 한 권도 없다. '책을 쓰는 사람의 수보다 사람을 만드는 책의 수가 더 많다.'

책을 보면 나아갈 방향을 알게 된다. 나만의 생각과 경험이 아니라 능력 있는 수많은 사람의 경험과 지식, 지혜를 통해 확장된 사고를 할 수 있고 더 많은 지혜를 얻을 수 있다.

스마트폰 사용 의존도가 높아지면서 생각을 안 하려는 요즘, 책 읽기를 통해 생각하는 힘을 늘리고 뇌 노화를 막아 줄 수 있다.

나는 취미가 뭐냐고 물으면 '독서'라고 썼다. 그저 책 읽는 게 좋았고 책 속에서 알게 되는 깨달음이 즐겁다. 읽으면 읽을수록 모르는 게 더 많이 생기는 듯하기도 한다. 배움과 깨달음은 끝이 없다.

취미였을 때 독서는 하고 싶으면 하고, 하기 싫으면 안 해도 되는 것이었다. 하지만 이제 독서는 취미가 아니라 일이고 즐거운 삶의 일부이다. 일이 막막하거나, 우울하거나, 관계로 인해 답답하거나, 무엇을 해야 할지 모르겠다고 느껴질 땐 무조건 서점을 간다. 독서는 정신과 마음을 건강하게 만든다. '책 속에 길이 있다.'

'한 분야의 책을 매일 15분씩 3년을 읽으면 그 분야의 전문가가 된다'는 말에 작심삼일이 되지 않기 위해 동료들과 함께 시작했다. 매달 추천 도서 2권(자기 계발서 1권, 건강 관련 1권)을 정해 하루 15분씩 책 읽기를 시작했다. 처음에는 책과 담을 쌓고 살았다던 동료들이 차츰차츰 동참되면서 "책을 읽으니 힘이 생긴다", "자신감을 얻게 된다", "설득력이 좋아진다", "신뢰를 얻게 된다", "생각이 변한다", "삶이 달라지는 것 같다"는 이야기를 한다. 책 읽기를 꾸준히 함께하고 있는 동료들은 모두 성장하고 있다.

5년이 훌쩍 지난 지금은 찔끔찔끔 읽기보다 딱 마음먹고 매일 1시간 집중독서로 이어져 스스로를 독서 경영하고 있다.

축적된 시간들은 거짓말을 하지 않는다. 올바르게 축적된 시간은 긍정의 결과로, 잘못되게 축적된 시간은 부정의 결과로 말해 준다.

건강하고 잘나갈 때는 신을 찾지도 않다가 정신적 또는 육체적으로 아프거나 어려움이 닥치면 신을 찾게 되듯 의지처를 찾게 된다. 신앙을 가지는 일은 건강한 삶을 살아가는 데 필수라고 생각한다. 그리고 또 다른 의지처는 책이다.

마음의 병이 몸에 영향을 주니 마음 관리를 잘하는 것이 건강 관리를 잘하는 것이다. 책 속에 답이 있고 책 속에 길이 있다. 아는 만큼 보이고, 보이는 만큼 실천할 수 있고 실천하면 변화된다. 건강한 삶을 위한 독서는 누구에게나 마음 치료제가 된다.

10장.

나를 살리고,
가족을 살리고,
이웃을 살리는 사람들의
기적 같은 이야기

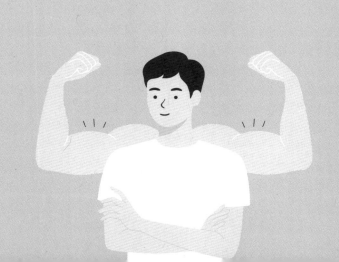

정말 장청은 대단해요!

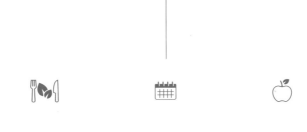

저는 20년 전부터 알레르기 비염으로 23년 된 환자입니다. 엄청 고생하고 돈도 많이 썼어요. 누군가 비염에 좋다고만 하면 뭐든지 다 사먹고 몇 백만원어치도 서슴지 않고 돈을 쓸 수밖에 없는 완전 힘든 케이스였죠.

아픈 사람은 누구나 그럴 테지만 양약, 한약, 다단계 식품들 그리고 잘 알고 지낸 약사님한테까지, 좋다는 건 모두 먹었어요. 심지어 비염 수술까지 했죠. 그런데 그것도 잠시, 다른 건강식품을 한 움큼씩 먹어도 잠시 좋은 반응만 있을 뿐이었어요.

그뿐인가요. 비염으로 고생할 때는 재채기에 콧물이 하루종일 나오고 코 밑은 헐어서 딱쟁이가 지고, 심지어 코가 막혀 입으로 숨 쉬다 입안이 말라 잠잘 때도 여러 번 물로 목을 축이고, 그러다 마스크까지 쓰고 자야 할 만큼 심각했어요.

구강건조증은 더 힘들었어요. 항상 물을 가지고 다녔고 누군 가 통화를 할 때는 물을 갖다 놓지 않으면 입안이 다 말라서 죽을 만큼 힘든 상황이었어요. 구내염도 엄청 심해서 먹을 때마다 쓰라렸는데 한 달에 한 번은 꼭 그러더라고요. 아프지 않고는 아무도 모르죠.

베체트병인지 큰 병원을 가 보라 하길래 삼성병원에 예약하려 던 찰나에 이 건강법을 만났어요. 처음 하는 장청 둘째 날 입안에 침이 생겨서 정말 깜짝 놀랐네요. 침을 모으라 하면 모을 수 있을 만큼.

현재는 물을 가지고 다니지 않아도 될 만큼 좋아졌고 새로 장청하는 첫째 날. 침이 그렇게 많이 생깁니다.

현재는 알레르기 비염, 구강건조증은 물론이고 덤으로 두통, 피부 가려움증(옷 사러 가서 새 옷을 입어 보면 몸이 간지러워 긁지 않으면 못 참고 또 긁으면 부풀어 올라 글씨 써지는 저주받은 몸뚱이), 불면증, 팔 저림까지 좋아진 상태예요.

정말 장청은 대단해요! 장청 하나로 사람마다 각기 다른 병을 낫게 해 줘요. 자담인에서 알려 준 건강법이 처음에는 생소했지만 믿고 행동으로 실천한 결과 건강해져서 행복합니다.

저와 함께한 분들께 감사하다는 말을 들을 때가 가슴 뭉클해지고 따뜻해집니다. 또 그분들이 가족부터 소개시키는 모습을 보고, 또 굳이 말을 하지 않아도 건강해지고 예뻐진 모습을 보고 행복합니다.

아프신 분들께 조금이나마 위로가 되고 희망이 되었으면 합니다.

— 박○란, 40대, 평택

자연의 섭리와 이치에 부합하는
검증된 결과의 처방

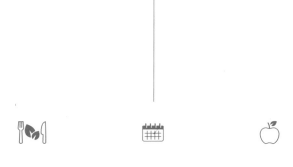

사람들은 "병은 자랑해야 한다"고 말한다. 이 사람 저 사람들의 말 중에 답이 있다는 뜻일 게다.

그러나 선천적으로 좋은 일이든 나쁜 일이든 남에게 드러내지 않는 성격이고, 더구나 자신의 건강 문제에 대해서는 더욱 남들에게 말 한마디 않고 살았다. 겉은 멀쩡하게 보이나 손발은 너무나 차고 땀이 많이 나서 남들과 악수를 하거나 서로 손잡고 진행하는 단체 게임이 있을 땐 정말 도망갈 만큼 부담스러웠다. 화장실에 다녀온 뒤는 늘 개운치 않았고, 탄력 없고 윤기 없는 찌글찌글 늙어 가는 듯한 피부와 축 늘어져 털렁거리는 팔뚝과 장딴

지도 고민이었다. 좋고 괜찮다는 글로벌 건강기능식품을 먹고 있었지만 초기에만 조금 좋아지는 기분이 들었을 뿐 더 이상 효과가 없었다.

어느 날부터는 잠잘 때 등짝 통증으로 잠에서 깨어났고 그 정도가 점점 심해져 갔고, 잠을 설치는 날들이 늘어만 갔다. 아내나 가족에게 말도 못하고 속으로만 인내하며 인터넷에 검색까지 하게 되었는데 온갖 좋지 않은 부정적인 내용이 검색되었다. 낮에는 별 증상이 없는 통증이 밤만 되면 아파서 잠을 못 자니 자연스레 컨디션 난조에 빠져서 세상이 끝난 것 같은 막연한 불안감, 몇 년 전에 겪은 최악의 극심한 스트레스로 인해 발생한 공황증의 재발, 아무것도 생각하기 싫고 누구도 만나기 싫고 실어증에 걸릴 만큼 말하는 것조차도 싫어진 삶이 지속되었다.

어느 날, 1일 1식과 이 회사에서 권하는 건강법을 듣고 이해가 되어, 살아 보자 결단하고 실행했다. 불과 몇 달 만에 68kg이던 체중이 54kg까지 내려가서 내심 불안했으나 그것이 마지노선으로, 더는 빠지지 않았다. 이 몸무게를 몇 개월 지속한 후 서서히 증가하기 시작해서 지금은 58kg 안팎까지 올라왔다.

제공된 몇 가지 제품과 보조 기구를 건강법과 함께 실행했더니 창자가 꿈틀거리고 무릎 쪽과 등짝에서 찹찹한 냉한 습이 줄줄 흘러내렸다. 원래 오른쪽 부비동은 문제가 없었고, 왼쪽 부비동의 비염은 치유되어 괜찮다고 여겼는데 느닷없이 문제 없다고 여긴 오른쪽 부비동에서 붉은 피가 섞인 노랗고 찐득한 고름 덩어리가 빠져나오기도 했다.

몸무게는 줄었지만 체온은 많이 올라서 이제 악수할 때나 행사 시 손 잡을 때도 많이 부담스럽지 않게 되었다. 무엇보다 미치게 만들던 등짝의 통증이 거의 없어진 게 최고의 만족이다.

컨디션이 회복되니 정신 쪽, 마음 쪽도 많이 좋아져서 행동이 민첩해지고, 말에도 에너지가 생기고, 남들과 만날 때도 당당해졌고, 피하는 일이 없어졌다.

이 건강법은 '이렇게 하면 좋을 것이다'라는 제안 내용이 아니라, 자연의 섭리와 이치에 부합하는 검증된 결과의 처방인 만큼 이렇게 해야만 하고 이렇게 하면 확실히 좋아지고 개선되어진다는 확신을 주었다. 반신반의하던 많은 분으로부터 고맙고 감사하다는 인사를 듣고 있어 보람이 있어 좋다.

— 장○원, 50대, 창원

이 건강법을 만난 것은 내 인생의 큰 행운

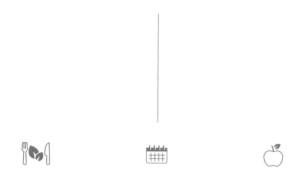

　살아온 인생을 뒤돌아보면 정말 한 편의 드라마 같다는 생각이 듭니다. 건강이 한 사람의 인생을 어떻게 변화시킬 수 있는지 말입니다.

　저는 태어날 때 체중이 4.2kg으로 엄청난 과체중이었습니다. 건강하지 않은 아이는 당연히 소아비만으로 자라났고 항상 다이어트를 반복하는 유년기와 사춘기를 보냈습니다. 하루 우유 3팩만 먹고 줄넘기를 5,000개씩 하는 극심한 다이어트도 해 보았지만 그때뿐이었고, 요요현상으로 체중은 언제나 제자리걸음이었습니다. 대학교 때는 식욕억제제 지방분해 주사 등등 현대의학에서 추구하는 각종 약물 요법으로 다이어트를 했고, 개인 PT

레슨까지 받아 가며 운동도 열심히 했습니다. 제 인생의 거의 절반의 시간을 다이어트와 보냈지만 결과는 항상 요요현상의 승리로 끝나는 패배를 맛보았습니다.

그러던 중 20대 후반에 들어서면서부터 몸에 이상 증상이 나타나기 시작했습니다. 병원의 진단명은 건선, 아토피, 한포진이었습니다. 피부과 다니며 약 먹고 바르고 치료받고 병원 생활을 10여 년 하다 보니 약물 부작용으로 어느새 제 몸무게는 130kg을 넘어섰고, 발바닥 건선 증세가 심해져 잘 걷지도 못하는 삶을 살게 되었습니다. 뭐가 좋다 하면 땅끝마을까지도 찾아다니며 다 해 보았고, 시중에 좋다는 디톡스 제품들도 정말 많이 시도해 보았습니다. 마지막이라는 생각으로 모든 병원 치료를 그만두고 인도의학 아유르베다 요법까지도 시도해 보았습니다. (저를 살리려는 마음에 그 비싼 치료비도 한마디 불평 없이 지원해 주셨던 부모님께 다시 한 번 감사드립니다.) 하지만 그것도 잠시, 잠깐 호전 효과만 있었을 뿐 37살 여름이 될 때까지도 침대 생활을 하는, 그야말로 환자 중의 환자였습니다.

우연히 이 건강법을 전해 받게 된 후에도 저는 절대로 믿지 않고 부정하며 약 8개월의 시간을 끌었고, 엄마의 권유와 설득에 마지못해 이 건강법을 실천하게 되었습니다. 약 5번의 프로그램 후, 정말 놀라운 기적 같은 체험을 했습니다. 그 어디서도 볼 수 없었던 자가면역 피부 질환의 호전 증상!! 그때부터 믿고 제대로 이 건강법을 시작하게 되었고, 저는 50kg 감량!! 게다가 완벽한 피부 질환의 치유를 얻게 되었습니다.

건강을 찾고 지금은 어엿한 사업가가 되어 적극적인 사회활동을 하고 있습니다. 제가 이 건강법을 만난 것은 제 인생의 큰 행운이라고 생각합니다.

저는 요즘 매일매일을 더 큰 꿈을 향해 즐겁게 살고 있습니다. 건강하지 않으면 모든 일이 하기 싫고 어렵고 부정적인 생각만 들지만, 건강을 찾고 나니 모든 일이 하고 싶고 쉽고 긍정적인 생각으로 바뀌어지는 걸 저는 체험해 가고 있습니다.

ㅡ 최○이, 40대, 전주

비만과 당뇨는 껌인 건강법

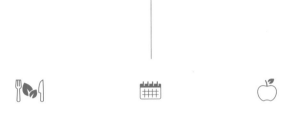

평소 제가 존경하고 좋아하던 언니에게서 온 전화 한 통이 제 인생을 완전히 바꿀 줄은 그땐 미처 몰랐습니다.

2017년 10월 어느 날 "*영아 홍채 보러 와~" 이 한마디에 홍채가 뭔지도 잘 모르면서 "네에" 하고 바로 달려간 게 벌써 6년 전이네요. 제가 이 건강법을 알고 실천하면서 전파하게 된, 제 운명이 바뀐 바로 그날, 그때 만약 제가 그 자리에 안 갔더라면 제 인생은 어찌 되었을까요? 지금 생각만 해도 간담이 서늘해집니다.

아가씨 때만 해도 참 날씬했던 저는 아이 출산과 동시에 살이 찌기 시작했고, 그렇게 좋던 피부엔 기미가 슬슬 올라오기 시작했을 때쯤 같이 살던 아파트 지인 소개로 살 빼는 식품을 처음 먹게 되었습니다. 하지만 얼마 안 가 부작용으로 부정맥이 오면서 그 식품을 끊게 되었고, 그때부터 10여 년간 건강 찾아 삼만 리를 한 것 같네요.

평소 다이어트와 건강에 관심이 참 많았던 저는 30대 초반부터 살 빼는 약을 먹기 시작했고, 뱃살을 빼 준다는 주사에, 사혈에, 이침에, 8체질 등 여러 회사의 건강 보조식품까지. 정말이지, 살만 빠진다면 무슨 짓이든 했습니다. 나중엔 복부지방흡입술까지 생각하고 있었고요. 아마 돈만 여유가 있었다면 그것 또한 했을 거예요. 제 몸에 정말이지, 몹쓸짓을 참 많이도 하고 살았네요. 그러다 보니 40대 초반 어느 날엔 당뇨가 있다는 걸 우연히 알게 되었고, 두통약과 산부인과 약을 달고 살고 있었죠. 항생제를 한 달 동안 먹고도 감기몸살이 안 나아서 대학병원에 간 적도 있었고요.

지금 제 나이 52세. 한때는 68kg까지 찍었던 몸무게가 딱 아가씨 때 몸무게인 53kg로 돌아갔고, 피부 또한 누가 봐도 좋다고 할 정도로 깨끗해져서 새로운 인생을 살고 있으니 "이것보다 더 좋을 수는 없다"라는 이야기가 생각나네요. 언니의 전화를 받고 바로 홍채를 보러 달려간 날, 거기서 처음 이 건강법을 만나게 되었고, 제 몸이 그렇게 안 좋다는 걸 그때 처음 들었지만 잘 믿어지지는 않았습니다. 그 당시 저는 비만도 있었고 당뇨 초기였는데도 말이죠. 청주에 있는 힐링 캠프라는 곳을 방문하면서 거기서 들은 모든 사람에게 똑같이 적용된다는 이 건강법이 제 가슴을 울렸습니다.

그렇게 몸에 좋다는 건 다 하고 살았는데 모두 올바른 건강법과 반대로 거꾸로 하고 살았다는 걸 알게 되었고, 그날부터 '장청'을 시작하면서 정제염 먹던 걸 천일염으로 바꾸고, 물도 일부러 많이 먹었는데 갈증 날 때만 먹으려고 노력을 했습니다. 또한 그렇게 좋아하던 밀가루와 계란, 과일을 줄이려 노력을 했더니 6일 만에 변비도 없던 제가 변기가 막히도록 변이 나왔고, 3kg가 빠지면서 얼굴빛이 맑아지기 시작했었죠.

평소 오지랖이 넓었던 저는 바로 동생과 친구에게 전화를 걸어 저염식하면 큰일 난다더라, 빨리 죽는다더라 등등 열변을 토하기 시작했고, 지금까지 운명처럼 이 건강법을 실천하고 또 전파하고 있네요.

가끔씩 창 밖을 보고 있노라면 이게 꿈은 아닌지, 혼자 정신 나간 사람처럼 실실 웃고 있는 저를 보게 되네요. 많은 사람이 하루가 다르게 예뻐지고, 날씬해지고, 건강해지는 이 건강법을 실천하면서 전파하고 있는 나는 참 행운아입니다.

비만과 당뇨는 껌인 건강법!!! '많은 사람을 이롭게 하면 반드시 부자가 된다'라는 문구를 책에서 본적이 있습니다.

안전하게 약을 끊을 수 있도록 나쁜 식습관을 바꿔 주고, 살은 덤으로 빠지고, 건강해지고 예뻐지게 만들어 주는 이 건강법!! 나를 살리고 가족을 살리고 이웃을 살리는 이 건강법을 통해, 아프고 비만인 사람들이 환골탈태해서 건강해지고 예뻐지는 걸 보는 게 저는 너무나 행복하답니다.

— 박○영, 50대, 평택

10일 만에 사지 저림 증상 없어졌습니다

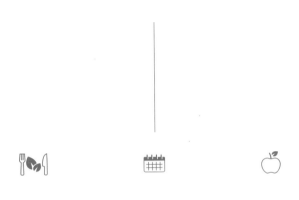

2010년 5월 갑상선암 진단을 받았고, 6월에 전절제 수술을 받은 후, 퇴원하여 회복 중에 손발이 경직되었습니다. 1시간을 넘게 주물러도 돌아오지 않아 응급실로 가 피 검사 후 칼슘수액을 처방받아 맞으니 바로 원래대로 돌아왔습니다.

병원에선 일시적으로 그런 거라 했습니다. 그런데 사지 저림 증상이 시작되었습니다. 보통 저림 증상은 수술 후 일시적으로 나타났다가 서서히 좋아진다는데 저는 8년이 넘도록 계속되었습니다.

그러던 중 모임에서, 고혈당으로 고생하시다 이 건강법과 프로그램으로 건강 찾고 다이어트까지 성공한 분의 얘길 듣게 되었는데, 많은 설명 중 제 귀엔 "칼슘! 칼슘! 흡수 잘 되는 칼슘!" 칼슘만 메아리치듯 들렸습니다. 그리고 바로 다음 달인 2018년 9월, 저도 이 건강법에 발을 들였습니다.

그동안 제 건강 해치는 줄도 모르고 차가운 음식과 냉수, 얼어 죽어도 아이스크림을 찾던 사람이 저였습니다. 옆에서 성공한 분이 계시니 믿고 프로그램을 시작했는데 10일 만에 사지 저림 증상 없어졌습니다. 이후 식습관을 바꾸며 소화제도 끊고 조금만 아파도 찾던 병원을 안 갔습니다.

이 건강법을 만난 지 어느덧 5년이 다 되어 가는 지금 저는 너무나 행복하답니다. 감사합니다.

― 차○숙, 40대

창조주의 능력과 자연을 담는 건강법

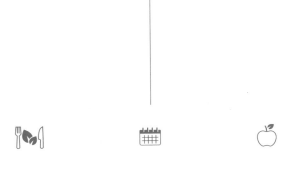

꿈 많던 20대, 결혼은 꿈이고 희망이고 제 인생의 전부였습니다. 행복해야만 했던 신혼생활이 불임으로 엉망이 되었고, 조기 유산을 세 번씩 겪으면서 몸과 마음은 만신창이가 되었습니다.

건강을 찾기 위해서 소문난 명의를 찾아다니면서 기적을 일으킨다는 한약, 양약, 단방약을 복용하면서 어찌어찌하여 정성 끝에 첫아이를 낳았습니다. 막내아들을 열 달 동안 누워서 어렵게 낳은 후부터 까닭 모르게 얼굴이 붓고, 몸무게가 늘고, 늘 피곤했습니다. 눈은 토끼 눈처럼 빨갛고 고관절 통증 염증으로 다리는 붓고, 근육통으로 어깨가 아프고, 수면장애까지 오고 해서 밤이면 아픔에 더 시달렸습니다.

첫 진단 류마티스 질환을 시작으로, 34세 때 간 종양 진단, 요로결석으로 응급실 입원, 그 후로 건강검진에서 가슴 석회질, 담석, 자궁근종 등으로 항생제 치료 과정을 거치면서 마음이 힘들어 무기력증, 우울증에 고통은 더 했습니다. 맛있는 음식 달콤한 과일 유혹에 푹 빠져 잘 먹고 즐겁게 보낸 결과는 어느 날 갑자기 자궁암이란 진단을 받게 되었습니다.

2014년 10월, 이 건강법과의 만났습니다. 수술은 아무 때나 할 수 있고 해서 이 건강법과 프로그램을 함께하기로 결정하고 바로 실천했는데, 명현 반응이 고통스러워 마음이 혼란스럽기도 했지만 아픈 만큼 좋아진다는 말에 아픔을 견딜 수 있었습니다.

2019년 12월, 종합 검사에서 돌연변이 세포가 없어졌다는 진단과 류마티스, 담석, 요로결석, 가슴 석회질, 자궁근종이 모두 없어졌다는 진단 결과를 얻었고, 간에 있는 종양은 지금도 더 이상 자라지 않고 친구로 잘 지내고 있습니다.

나의 식습관은 칼국수, 떡, 빵 등 탄수화물 음식을 무척이나 좋아했고 과일 중 단감, 곶감 그리고 참외 등은 집에 쌓아 놓고 과식을 했습니다. 건강을 회복하기 위해서 식습관을 바꾸어 음식의 종류 질을 높이고, 식사할 때 반찬 먼저 먹으면서 이 건강법을 지켜 체온을 높여서 건강한 삶을 찾았습니다.

요즘 20대 젊은 친구들이 건강을 잃어 일상생활도 포기하고 우울증으로 은둔 생활을 하고 있는 것을 봅니다. 한편 많은 약을 복용하던 젊은이들이 약을 다 끊고 건강한 모습으로 살아가는 진솔한 사례들을 접하면서 가슴이 뭉클합니다. 이 건강 프로그램을 통해 마음이 치유되고 사람을 새롭게 만드는 생명의 힘'자연 치유력'을 확인하면서 창조주의 능력과 자연을 담는 이 건강법에 놀라움과 감사함을 갖게 됩니다.

— 한○심, 60대, 전주

이웃을 살리는 멋진 건강 전도사가 되었어요

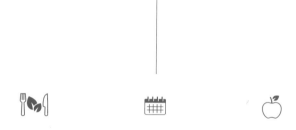

저는 유년 시절부터 악성 변비로 붉은 얼굴과, 겨울에서 봄으로 계절 바뀔 때면 얼었던 볼과 손끝이 풀어지면서 가려움과 아리는 증상들이 일상이듯 지냈습니다. 그러던 중 2때 변비가 악화되면서 맹장을 제거했고, 20대 때는 피곤할 때면 치질과 방광염을 달고 살았습니다. 그럴 때마다 항생제를 섭취하며 그 고통을 잠시 잊기도 했습니다.

30대 중반 둘째 출산 후, 산후 휴유증으로 산후풍이 왔습니다. 머리에서 발끝까지 전신 시림 증상과 온몸에 바람이 들어오는 듯 목, 등줄기로 식은땀이 시도 때도 없이 흘러내렸고, 심장이 벌렁거려 호흡 곤란에 응급실에 몇 번씩 실려 갔습니다.

시간이 갈수록 제 몸은 심각해지기 시작했습니다. 우울증, 불면증, 공황장애를 겪었고, 수면장애로 시작하여 악성 방광염, 심장 두근거림 증상, 갑상선다발성 물혹과 신장 물혹 등 생명의 위협을 받게 되었습니다. 허리디스크 파열로 좌골 신경통에 극심한 통증으로 다리를 가누지 못하여 대소변이 막혀 버릴 지경에 이르기도 했습니다. 고통를 줄여 보려고 여기저기 병원, 한의원, 침, 뜸, 마사지, 건강식품을 이용한 영양요법 등 안 해 본 게 없을 정도였습니다.

하지만 상태는 좋아지지 않았고 마지막으로 수술을 선택할 수밖에 없었답니다. 정말 아닌 걸 알면서도 도살장에 끌려가듯 지푸라기라도 잡는 심정이었지요. 해결이 아니라는 걸 알기에.

그러던 중 지인으로부터 '자연이 답이다'라고 가르치는 건강법이 있다는 말을 듣고, 수소문 끝에 만나 상담을 하고 난 후 곧바로 다음 날 수술 예약을 취소하게 되었습니다.

이 건강법에 의한 프로그램을 시행 후, 눌렸던 신경이 풀어지면서 절었던 다리가 정상 회복되고, 아팠던 허리 통증이 사라지기 시작했습니다. 그리고 부었던 제 몸이 한 달 후 7kg 감량하게 되고, 아팠던 증상들이 한 가지씩 회복되어 가는 걸 제 스스로 느끼니 참 신기했습니다.

진정한 자연 치유의 환경을 만들어 주니 스스로 치유하고, 20대 때보다 더 이뻐지는 모습을 나날이 체험하게 되니 너무나 감동이었습니다.

　이 건강법을 만난 지 5년이 지난 지금도 허리디스크 재발 없이 이쁜 체형을 유지하며 제2의 인생을 살고 있습니다. 이 건강법을 만나 첫 번째로 가족을 살리게 되었고, 그리고 지금은 이웃을 살리는 멋진 건강 전도사가 되었습니다.

　주위에 건강과 다이어트에 기둥뿌리가 뽑힐 정도로 수많은 돈을 들이고도 해결을 못하고 평생 고통 속에 살아가시는 분들을 볼 때마다 너무나 안타깝습니다. 이 건강법을 만난 사람들의 이야기는 기적 같은 일들을 경험한 분들의 실제적인 이야기로 감동을 받고 있답니다.

　자연스런 건강법으로 돌아가면, 세상에!! 비만과 당뇨가 껌이랍니다.

－ 최○정, 40대, 경주

나를 살리고, 내 가족을 살리고,
내 이웃을 살리는 가치 있는 일

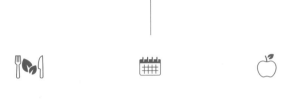

오늘 저는 내 삶의 일부를 잠시 꺼내 보려 합니다. 혹시 사는 동안 큰 좌절감을 느껴 보신 적 있습니까? 삶이 삭막해서 내려놓을까 하는 생각을 해 본 적이 있습니까? '살다 보니 이런 날도 있구나!'라고 환희에 차서 '깨어 나는 아침'이 가슴 뛰었던 경험을 해 본 적이 있습니까?

저는 이 세 가지를 5년 안에 다 경험해 보았습니다.

2018년 4월, 아주 심각한 스트레스로 두 달 동안 고혈당으로 힘겨워했던 나날들. 22년 먹던 당뇨약이 전혀 듣지 않아 허벅지에 인슐린 주사를 연습해야 했던 5년 전 모습이 바로 제 모습이었습니다. 친정아버지가 인슐린 쇼크로 돌아가셨기에 인슐린 주사를 맞는다는 것은 내게는 죽음을 암시하는 것만 같아 차마 인슐린 주사만큼은 맞지 않고 싶었지요.

그날 밤, 만약에 순간의 선택을 제대로 하지 않았다면 나의 삶의 질이 얼마나 떨어졌을까요? 얼마나 내 자신이 비참해졌을까요?

당시 아무리 다이어트를 해도 몸은 몸대로 뚱뚱하고, ○○○ ○○ 다이어트 회사에서 4리터씩 물을 마시라 해서 열심히 마셨더니 얼굴은 축축 처지고, 푸석푸석하고, 퉁퉁 부어 있었던 지난날들이 이젠 그저 남의 이야기처럼 추억이 되어 생각납니다.

새벽에 겨우 일어나 소파에 누우면 지하 3층까지 깔아져 없어질 것만 같았던 몸! '이대로 쓰러져서 생을 마감하게 되는 건 아닐까?'라는 생각도 하던 때가 있었지요. 지금은 건강한 식습관으로 바꾸고 당뇨약, 고지혈증약, 갑상선약을 모두 끊고 살도 빠지고 새로운 경제적 기반으로 새 삶을 살아가고 있습니다. 30~50대 초반에도 없었던 새로운 삶! 지금의 이런 날이 올 거라고는 생각도 상상도 할 수 없었던 날이 있었습니다.

2018년 6월 24일. 잊지 못하던 그날 밤 나의 선택이 제 인생을 바꿔 놓았습니다.

내가 한 거라고는 새벽에 일어나 해죽순 명품차에 소금 넣어 뜨겁게 500ml 마시라고 해서 마셨을 뿐이고, 아침 먹지 말고 조식 폐지하며 18시간 공복을 지켰을 뿐이고, 평소에는 알려 준 건강법을 실천하면서 3일 동안 하는 '장청'이라는 프로그램을 두 번 하라 해서 했을 뿐이고, 또 3일 동안 하는 좀 더 심도 있는 프로그램 한 번 하라고 해서 하고, 이 프로그램을 한 달에 두 번 하면서 3개월 꾸준히 했을 뿐입니다. 뭘 한다 하면 꾸준히 하는 성격이기에 배운 건강법을 가능한 한 꾸준히 지금껏 실천해 가고 있습니다. 그렇게 해 오다 보니 점점 더 감히 상상도 하지 못하는 결과가 나왔습니다.

어떤 결과일까요?

22년 먹던 약 다 끊고 72kg의 몸무게에서 53kg 몸무게를 5년째 유지하고 있다는 것이요. 얼굴은 원래의 작았던 모습으로 변했고, 피부는 더욱 젊어지고 몸매는 50대 아가씨.

더욱 감사한 일은 내가 남을 돕는 가치 있는 일을 하고 있다는 것입니다. 5년간 이 건강법을 알리다 보니 나로 인해 약을 끊고 새 삶을 사는 분이 무척 많아졌습니다. 5년 전에 죽을 것만 같았던 나의 삶을 바꿔 놓은 것처럼 그들의 삶을 긍정적으로 바뀌게 해 주고 있다는 사실입니다.

나를 살리고, 내 가족을 살리고, 내 이웃을 살리는 가치 있는 일을 하고 있는 것에 큰 자부심을 갖고 살아가고 있어 너무나 행복합니다.

감사합니다.

－ 윤○영, 50대, 평택

사랑하고 소중한 사람들에게
이 건강법을 알리고 있습니다

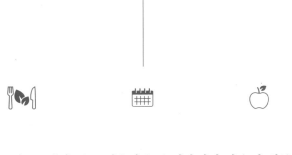

저는 꽤 큰 실내 골프 연습장을 운영하면서 아울러 내부에서 건강과 아름다움을 겸해 판매하는 프로골퍼입니다. 특히 저는 건강 분야에 아주 특별한 관심과 열정을 갖고 있습니다. 왜냐하면 제가 직접 경험하고 제 건강상의 문제점을 해결하는 데 성공했기 때문입니다.

저는 큰 키에 몸무게가 표준보다 많이 나가는, 덩치가 큰 사람이었습니다. 고지혈증이 있었고, 하지정맥류 약을 복용했습니다. 과식과 폭식으로 인한 소화불량과 환절기에는 어김없이 찾아오는 비염과 눈 질환으로 약을 먹어야만 했습니다. 거기에 사춘기 때 생긴 여드름 관리를 잘못해서 피부과와 스킨케어 숍에서 할 수 있는 시술을 총동원해 오고 있었습니다.

그런 제가 이 건강법을 만났습니다. 어떻게 되었을까요? 상상이 안 되실 겁니다.

현재 이 건강법을 만난 지 2년이 조금 넘었는데 병원에 간 적이 없고, 약 한 알 먹지 않을뿐더러, 피부과와 스킨케어 숍 방문은 한 차례도 없었습니다.

큰 덩치는 날렵한 몸으로 변했습니다. 젊은 모델 같다는 말도 가끔 듣죠. 무엇보다도 옷태가 좋아졌어요. 배 나온 아저씨 옷차림에서 멋들어지게 뽐내는 멋쟁이가 된 거지요. '자연스러운' 건강법을 배움으로써 식습관도 많이 바뀌었고, 그로 인해 고지혈증은 정상으로 되었습니다. 하지정맥류도 상당히 호전되었습니다. 특히 비염과 눈질환은 신기할 정도로 좋아졌지요.

환절기 때 고생하던 기억을 떠올리면, 지금은 옛 추억처럼 살짝 미소가 지어집니다. 목과 몸속에 붙어 있던 수많은 쥐젖은 모두 사라졌으며, 화학 성분의 약들과 화장품으로 인해 붉고 울퉁불퉁한 피부 표면은 상당히 맑고 깨끗해졌습니다. 주변에서는 처음에는 살이 빠지고 늙어 보인다고 했지만, 나중에는 더 탱탱해지는 모습에 멋있고 부럽다는 말까지도 나오더군요.

　이렇게 건강과 멋짐을 다 경험한 저는 세상에서 제일 사랑하고 소중한 사람들에게 이 건강법을 알리고 있습니다. 사람을 살리고, 아름다움과 멋짐을 선물하는, 더 나아가 행복을 추구할 수 있도록 해 주는 이렇게 좋은 건강법을 어찌 안 알릴 수가 있겠습니까? 지금 저는 외형은 물론이고, 정신과 마음까지도 건강하게 해 주는 이 건강법에 온전히 매료되어 있답니다..

　함께 실천해 온 2년이란 시간에서 삶의 지표를 찾았으며, 행복하고 즐거운 인생을 살아가는 제 모습에 저는 아주 만족하고 있습니다. 더 많은 사람이 이 건강법을 알게 되기를 소망합니다. 감사합니다!

− 이○호, 50대, 천안

'하늘은 스스로 돕는 자를 돕는다!'

행복해지려면 내 건강을 스스로 도와야 한다!

행복한 3일,
평생 건강 다이어트

초판 1쇄 인쇄 | 2023년 11월 17일
초판 2쇄 발행 | 2024년 02월 28일

지은이 | 조혜숙

펴낸이 | 최원교
펴낸곳 | 공감

등　록 | 1991년 1월 22일 제21-223호
주　소 | 서울시 송파구 마천로 113
전　화 | (02)448-9661 팩스 | (02)448-9663
홈페이지 | www.kunna.co.kr
E-mail | kunnabooks@naver.com

ISBN 978-89-6065-332-0 (13510)